卫生检测与评价名词术语

国家卫生计生委卫生和计划生育监督中心　编著

陈　锐　王民生　主编

中国质检出版社
中国标准出版社
北京

图书在版编目（CIP）数据

卫生检测与评价名词术语/国家卫生计生委卫生和计
划生育监督中心编著.—北京：中国质检出版社，2015.5
ISBN 978-7-5026-4118-4

Ⅰ.①卫…　Ⅱ.①国…　Ⅲ.①卫生检验—名词术语
②卫生监测—名词术语　Ⅳ.①R115-61

中国版本图书馆 CIP 数据核字(2015)第 054103 号

中国质检出版社
中国标准出版社 出版发行
北京市朝阳区和平里西街甲 2 号(100029)
北京市西城区三里河北街 16 号(100045)

网址：www.spc.net.cn
总编室：(010)68533533　发行中心：(010)51780238
读者服务部：(010)68523946
中国标准出版社秦皇岛印刷厂印刷
各地新华书店经销

＊

开本 787×1092　1/16　印张 11.75　字数 256 千字
2015 年 5 月第一版　2015 年 5 月第一次印刷

＊

定价 38.00 元

编 委 会

主　　编：陈　锐　王民生

副 主 编：李业鹏　杨姣兰　林少彬　缪　庆

执行主编：翟廷宝　闫　军

编委（按姓氏笔画排序）：

王民生　王　旋　王德才　冯利红　朱　英

刘秀岩　闫　军　闫慧芳　孙　颖　李业鹏

李军延　李新武　李燕俊　杨艳伟　杨姣兰

吴亚西　何树森　林少彬　罗建波　赵云峰

郝　琳　曹吉生　盖冰冰　翟廷宝　缪　庆

前　　言

　　卫生检测与评价工作涉及专业范围广,检测与评价对象的种类形式多样。为统一、规范卫生检测与评价中常用的名词术语,对于易混淆的概念给出明确的定义和解释,一方面有利于卫生检测与评价工作的顺利开展,另一方面能够保证卫生检测与评价相关技术标准编写与实施工作中涉及名词术语的准确性和可追溯性。

　　本书在广泛研究国内外卫生检测实验室相关法规、标准适用性的基础上,研究和参考了国内外卫生检测与评价相关标准,以卫生检测与评价工作中经常涉及的、易混淆或者不易理解的名词术语为技术基础。

　　本书规定了卫生检测与评价名词术语的分类和定义或含义,适用于卫生检测与评价工作,特别是卫生检测技术标准/规范的编写和实施。全书对卫生检测与评价工作按照专业领域进行分类,主要包括基础术语、理化检测、微生物检测、毒理学安全性评价以及食品安全、环境卫生、职业卫生、放射防护、学校卫生、传染病与消毒和实验动物及实验动物环境设施等专业领域的名词术语,同时包括中英文索引。

　　本书共包括 1 086 条术语,均源自国家法律、法规、技术规范、国家标准、行业标准、国际或国外标准以及教科书。本书在编著过程中以借鉴国外经验、结合我国国情、科学合理、公开透明、多方参与为原则,确保编著工作做到有的放矢、切实有效。本书的推广应用,可促进我国卫生检测与评价工作的顺利开展,提升卫生检测与评价工作水平。

　　国家卫生计生委卫生和计划生育监督中心自 2002 年成立以来,一直致力于卫生检测与评价规范化管理工作,近些年来,在卫生检测与评价质量管理、标准研究、人才队伍建设等方面做了大量富有成效的工作。

　　本书的作者均为全国卫生检测与评价工作的知名专家或学者,长期从事卫生检测与评价的研究和实践,通过深入浅出的方式,把他们的智慧以及长期积累的经验和体会融入本书,使其具有相当的参考价值。

编著者

2015 年 2 月

目　　录

卫生检测与评价名词术语

1 范围

《卫生检测与评价名词术语》规定了卫生检测与评价实验室名词术语的分类和定义（或含义）。

《卫生检测与评价名词术语》适用于卫生检测与评价工作，特别是卫生检测技术标准（规范）的编写和实施。

2 规范性引用文件

下列文件对于本文件的应用是必不可少的。凡是注日期的引用文件，仅注日期的版本适用于本文件。凡是不注日期的引用文件，其最新版本（包括所有的修改单）适用于本文件。

GB 2716—2005 食用植物油卫生标准

GB 2717—2003 酱油卫生标准

GB 2719—2003 食醋卫生标准

GB 2720—2003 味精卫生标准

GB 2757—2012 食品安全国家标准 蒸馏酒及其配制酒

GB 2758—2012 食品安全国家标准 发酵酒及其配制酒

GB 2759.1—2003 冷冻饮品卫生标准

GB 2759.2—2003 碳酸饮料卫生标准

GB 2760—2011 食品安全国家标准 食品添加剂使用标准

GB 2761—2011 食品安全国家标准 食品中真菌毒素限量

GB 2763—2014 食品安全国家标准 食品中农药最大残留限量

GB/T 5009.156—2003 食品用包装材料及其制品的浸泡试验方法通则

GB/T 5009.202—2003 食用植物油煎炸过程中的极性组分（PC）的测定

GB 5413.29—2010 食品安全国家标准 婴幼儿食品和乳品溶解性的测定

GB 5420—2010 食品安全国家标准 干酪

GB 7101—2003 固体饮料卫生标准

GB 7718—2011 食品安全国家标准 预包装食品标签通则

GB 8537—2008 饮用天然矿泉水

GB 9685—2008 食品容器、包装材料用添加剂使用卫生标准

GB 10457—2009 食品用塑料自粘保鲜膜

GB 10765—2010 食品安全国家标准 婴儿配方食品

GB 10767—2010 食品安全国家标准 较大婴儿和幼儿配方食品

GB 10769—2010　食品安全国家标准　婴幼儿谷类辅助食品
GB 10770—2010　食品安全国家标准　婴幼儿罐装辅助食品
GB 11671—2003　果、蔬罐头卫生标准
GB 11674—2010　食品安全国家标准　乳清粉和乳清蛋白粉
GB 13102—2010　食品安全国家标准　炼乳
GB 14880—2012　食品安全国家标准　食品营养强化剂使用标准
GB 14884—2003　蜜饯卫生标准
GB 14963—2011　食品安全国家标准　蜂蜜
GB/T 15091—1994　食品工业基本术语
GB 16321—2003　乳酸菌饮料卫生标准
GB 16740—1997　保健(功能)食品通用标准
GB 17324—2003　瓶(桶)装饮用纯净水卫生标准
GB 17400—2003　方便面卫生标准
GB 17401—2003　膨化食品卫生标准
GB 17402—2003　食用氢化油卫生标准
GB 19295—2011　食品安全国家标准　速冻面米制品
GB 19296—2003　茶饮料卫生标准
GB 19297—2003　果、蔬汁饮料卫生标准
GB 19301—2010　食品安全国家标准　生乳
GB 19302—2010　食品安全国家标准　发酵乳
GB/T 19630.1—2011　有机产品　第1部分:生产
GB 19640—2005　麦片类卫生标准
GB 19644—2010　食品安全国家标准　乳粉
GB 19645—2010　食品安全国家标准　巴氏杀菌乳
GB 19646—2010　食品安全国家标准　稀奶油、奶油和无水奶油
GB/T 21732—2008　含乳饮料
GB/T 22000—2006　食品安全管理体系　食品链中各类组织的要求
GB 25190—2010　食品安全国家标准　灭菌乳
GB 25191—2010　食品安全国家标准　调制乳
GB 25192—2010　食品安全国家标准　再制干酪
GB 25596—2010　食品安全国家标准　特殊医学用途婴儿配方食品通则
GB/Z 23785—2009　微生物风险评估在食品安全风险管理中的应用指南
LS/T 3301—2005　可溶性大豆多糖
NY/T 672—2003　转基因植物及其产品检测　通用要求
SB 10338—2000　酸水解植物蛋白调味液
SB/T 10346—2008　糖果分类

3 通用术语

3.1 基础术语

3.1.1 量和单位

3.1.1.1

量 quantity

现象、物体或物质的特性,其大小可用一个数和一个参照对象表示。

3.1.1.2

量制 system of quantities

彼此间由非矛盾方程联系起来的一组量。

3.1.1.3

国际量制 International System of Quantities

与联系各量的方程一起作为国际单位制基础的量制。

3.1.1.4

基本量 base quantity

在给定量制中约定选取的一组不能用其他量表示的量。

3.1.1.5

导出量 derived quantity

量制中由基本量定义的量。

3.1.1.6

量纲 dimension of a quantity

给定量与量制中各基本量的一种依从关系,它用与基本量相应的因子的幂的乘积去掉所有数字因子后的部分表示。

3.1.1.7

量纲为一的量 quantity of dimension one

无量纲量 dimensionless quantity

在其量纲表达式中与基本量相对应的因子的指数均为零的量。

3.1.1.8

测量单位 measurement unit

计量单位 measurement unit;unit of measurement

单位 unit

根据约定定义和采用的标量,任何其他同类量可与其比较使两个量之比用一个数表示。

3.1.1.9

测量单位符号 symbol of measurement unit

计量单位符号 symbol of unit of measurement

表示测量单位的约定符号。

3. 1. 1. 10

单位制　system of units

计量单位制　system of measurement units

对于给定量制的一组基本单位、导出单位、其倍数单位和分数单位及使用这些单位的规则。

3. 1. 1. 11

一贯导出单位　coherent derived unit

对于给定量制和选定的一组基本单位,由比例因子为 1 的基本单位的幂的乘积表示的导出单位。

3. 1. 1. 12

一贯单位制　coherent system of units

在给定量制中,每个导出量的测量单位均为一贯导出单位的单位制。

3. 1. 1. 13

国际单位制　International System of Units;SI

由国际计量大会(CGPM)批准采用的基于国际量制的单位制,包括单位名称和符号、词头名称和符号及其使用规则。

3. 1. 1. 14

法定计量单位　legal unit of measurement

国家法律、法规规定使用的测量单位。

3. 1. 1. 15

基本单位　base unit

对于基本量,约定采用的测量单位。

3. 1. 1. 16

导出单位　derived unit

导出量的测量单位。

3. 1. 1. 17

制外测量单位　off-system measurement unit

制外单位　off-system unit

不属于给定单位制的测量单位。

3. 1. 1. 18

倍数单位　multiple of a unit

给定测量单位乘以大于 1 的整数得到的测量单位。

3. 1. 1. 19

分数单位　submultiple of a unit

给定测量单位除以大于 1 的整数得到的测量单位。

3. 1. 1. 20

中华人民共和国法定计量单位　legal unit of measurement of the People′s Republic of China

法定计量单位

中华人民共和国以法令形式规定强制使用或允许使用的计量单位,包括:

a) 国际单位制的基本单位;

b) 国际单位制的辅助单位;

c) 国际单位制中具有专门名称的导出单位;

d) 国家选定的非国际单位制单位;

e) 由以上单位所构成的组合形式的单位;

f) 由词头和以上单位所构成的十进倍数和分数单位。

3.1.1.21

量值　quantity value

量的值　value of a quantity

值　value

用数和参照对象一起表示的量的大小。

3.1.1.22

量的真值　true quantity value;true value of quantity

真值　true value

与量的定义一致的量值。

3.1.1.23

约定量值　conventional quantity value

量的约定值　conventional value of a quantity

约定值　conventional value

对于给定目的,由协议赋予某量的量值。

3.1.1.24

量的数值　numerical quantity value;numerical value of quantity

数值　numerical value

量值表示中的数,而不是参照对象的任何数字。

3.1.1.25

单位方程　unit equation

基本单位、一贯导出单位或其他测量单位间的数学关系。

3.1.1.26

单位间的换算因子　conversion factor between units

两个同类量的测量单位之比。

3.1.1.27

数值方程　numerical value equation

量的数值方程　numerical value equation of quantity

基于给定的量方程和特定的测量单位,联系各量的数值间的数学关系。

3.1.2　检测(测量)和检测(测量)结果

3.1.2.1

样品　sample

取自某一整体的一个或多个部分,旨在提供该整体的相关信息,通常作为判断该整体的基础。

3.1.2.2

样本　sample

由一个或多个抽样单元组成的总体的子集。

3.1.2.3

采样　sampling

从总体中取出有代表性试样的操作。

3.1.2.4

抽样　sampling

抽取或组成样本的行动。

3.1.2.5

取样　sampling

按照程序提供合格评定对象的样品的活动。

3.1.2.6

检测　testing

对给定产品,按照规定程序确定某一种或多种情况、进行处理或提供服务所组成的技术操作。

3.1.2.7

测量　measurement

通过实验获得并可合理赋予某量一个或多个量值的过程。

3.1.2.8

检验　inspection

通过观察和判断,适当时结合测量、试验或估量所进行的符合性评价。

3.1.2.9

检查　inspection

审查产品设计、产品、过程或安装并确定其与特定要求的符合性,或根据专业判断确定其与通用要求的符合性的活动。

3.1.2.10

验证　verification

通过提供客观证据对规定要求已得到满足的认定。

3.1.2.11

确认　validation

通过提供客观证据对特定的预期用途或应用要求已得到满足的认定。

3.1.2.12

被测量　measurand

拟测量的量。

3.1.2.13

影响量　influence quantity

在直接测量中不影响实际被测的量、但会影响示值与测量结果之间关系的量。

3.1.2.14

变换值 transformed value

表示与被测的量有函数关系的量值。

3.1.2.15

测量结果 measurement result;result of measurement

与其他有用的相关信息一起赋予被测量的一组量值。

3.1.2.16

测得的量值 measured quantity value

量的测得值 measured value of a quantity

测得值 measured value

代表测量结果的量值。

3.1.2.17

样本均值 sample mean

随机样本中随机变量的和除以和的项数。

3.1.2.18

测量误差 measurement error;error of measurement

误差 error

测得的量值减去参考量值。

3.1.2.19

系统测量误差 systematic measurement error;systematic error of measurement

系统误差 systematic error

在重复测量中保持不变或按可预见方式变化的测量误差的分量。

3.1.2.20

测量偏移 measurement bias

偏移 bias

系统测量误差的估计值。

3.1.2.21

随机测量误差 random measurement error;random error of measurement

随机误差 random error

在重复测量中按不可预见方式变化的测量误差的分量。

3.1.2.22

修正 correction

对估计的系统误差的补偿。

3.1.2.23

测量准确度 measurement accuracy;accuracy of measurement

准确度 accuracy

被测量的测得值与其真值间的一致程度。

3.1.2.24

测量正确度　measurement trueness；trueness of measurement

正确度　trueness

无穷多次重复测量所得量值的平均值与一个参考量值间的一致程度。

3.1.2.25

测量精密度　measurement precision

精密度　precision

在规定条件下，对同一或类似被测对象重复测量所得示值或测得值间的一致程度。

3.1.2.26

样本方差　sample variance

s^2

随机样本中随机变量与样本均值差的平方和用和中项数减 1 除。

3.1.2.27

样本标准差　sample standard deviation

s

样本方差的非负平方根。

3.1.2.28

样本协方差　sample covariance

s_{XY}

随机样本中两个随机变量对各自样本均值的离差的乘积之和被求和项数减 1 除。

3.1.2.29

标准误差　standard error

σ_θ

估计量 $\hat{\theta}$ 的标准差。

3.1.2.30

估计误差　error of estimation

估计值与待估计的参数或总体特性值的差。

3.1.2.31

方差　variance

V

随机变量的中心化概率分布的二阶距。

3.1.2.32

标准差　standard deviation

σ

方差的正平方根。

3.1.2.33

变异系数　coefficient of variation

CV

（正随机变量）标准差除以均值。

3.1.2.34

相关系数　correlation coefficient

在联合概率分布下,两个标准化随机变量乘积的均值。

3.1.2.35

期间测量精密度测量条件　intermediate precision condition of measurement

期间精密度条件　intermediate precision condition

除了相同测量程序、相同地点,以及在一个较长时间内对同一或相类似的被测对象重复测量的一组测量条件外,还可包括涉及改变的其他条件。

3.1.2.36

期间测量精密度　intermediate measurement precision

期间精密度　intermediate precision

在一组期间精密度测量条件下的测量精密度。

3.1.2.37

重复性测量条件　measurement repeatability condition of measurement

重复性条件　repeatability condition

相同测量程序、相同操作者、相同测量系统、相同操作条件和相同地点,并在短时间内对同一或相类似被测对象重复测量的一组测量条件。

3.1.2.38

测量重复性　measurement repeatability

重复性　repeatability

在一组重复性测量条件下的测量精密度。

3.1.2.39

复现性测量条件　measurement reproducibility condition of measurement

复现性条件　reproducibility condition

不同地点、不同操作者、不同测量系统,对同一或相类似被测对象重复测量的一组测量条件。

3.1.2.40

测量复现性　measurement reproducibility

复现性　reproducibility

在复现性测量条件下的测量精密度。

3.1.2.41

实验标准偏差　experimental standard deviation

实验标准差　experimental standard deviation

s

对同一被测量进行 n 次测量,表征测量结果分散性的量。

3.1.2.42

测量不确定度　measurement uncertainty;uncertainty of measurement

不确定度　uncertainty

根据所用到的信息,表征赋予被测量量值分散性的非负参数。

3.1.2.43

标准不确定度　standard uncertainty

标准测量不确定度　standard measurement uncertainty；standard uncertainty of measurement

以标准偏差表示的测量不确定度。

3.1.2.44

测量不确定度的 A 类评定　Type A evaluation of measurement uncertainty

A 类评定　Type A evaluation

对在规定测量条件下测得的量值用统计分析的方法进行的测量不确定度分量的评定。

3.1.2.45

测量不确定度的 B 类评定　Type B evaluation of measurement uncertainty

B 类评定　Type B evaluation

用不同于测量不确定度 A 类评定的方法对测量不确定度分量进行的评定。

3.1.2.46

合成标准不确定度　combined standard uncertainty

合成标准测量不确定度　combined standard measurement uncertainty

由在一个测量模型中各输入量的标准测量不确定度获得的输出量的标准测量不确定度。

3.1.2.47

相对标准不确定度　relative standard uncertainty

相对标准测量不确定度　relative standard measurement uncertainty

标准不确定度除以测得值的绝对值。

3.1.2.48

定义的不确定度　definitional uncertainty

由于被测量定义中细节量有限所引起的测量不确定度分量。

3.1.2.49

不确定度报告　uncertainty budget

对测量不确定度的陈述，包括测量不确定度的分量及其计算和合成。

3.1.2.50

不确定度一览表　uncertainty budget

不确定度来源及其标准不确定度的列表。用以评定测量结果的合成标准不确定度。

3.1.2.51

目标不确定度　target uncertainty

目标测量不确定度　target measurement uncertainty

根据测量结果的预期用途，规定作为上限的测量不确定度。

3.1.2.52

扩展不确定度　expanded uncertainty

扩展测量不确定度　expanded measurement uncertainty

合成标准不确定度与一个大于 1 的数字因子的乘积。

3. 1. 2. 53

包含区间　coverage interval

基于可获得的信息确定的包含被测量一组值的区间,被测量值以一定概率落在该区间内。

3. 1. 2. 54

包含概率　coverage probability

在规定的包含区间内包含被测量的一组值的概率。

3. 1. 2. 55

包含因子　coverage factor

为获得扩展不确定度,对合成标准不确定度所乘的大于 1 的数。

3. 1. 2. 56

自由度　degrees of freedom

在方差的计算中,和的项数减去对和的限制数。

3. 1. 2. 57

置信概率　confidence level;level of confidence

与置信区间或统计包含区间有关的概率值($1-\alpha$)。

3.1.3　检测、测量的计量量值溯源和标准物质、质量控制样品的应用

3. 1. 3. 1

计量溯源性　metrological traceability

通过文件规定的不间断的校准链,测量结果与参照对象联系起来的特性,校准链中的每项校准均会引入测量不确定度。

3. 1. 3. 2

计量溯源链　metrological traceability chain

溯源链　traceability chain

用于将测量结果与参照对象联系起来的测量标准和校准的次序。

3. 1. 3. 3

量值传递　dissemination of the value of quantity

通过对测量仪器的校准或检定,将国家测量标准所实现的单位量值通过各等级的测量标准传递到工作测量仪器的活动,以保证测量所得的量值准确一致。

3. 1. 3. 4

校准　calibration

在规定条件下的一组操作。第一步是确定由测量标准提供的量值与相应示值之间的关系,第二步是用此信息确定由示值获得测量结果的关系,这里测量标准提供的量值与相应示值都具有测量不确定度。

3. 1. 3. 5

测量仪器的检定　verification of a measuring instrument

计量器具的检定　verification of a measuring instrument

计量检定　metrological verification

检定　verification

查明和确认测量仪器符合法定要求的活动,它包括检查、加标记和/或出具检定证书。

3.1.3.6

比对　comparison

在规定条件下,对相同准确度等级或指定不确定度范围的同种测量仪器复现的量值之间比较的过程。

3.1.3.7

基准　primary standard

在特定领域内具有最高计量学特性的标准器。

3.1.3.8

基准标准物质　primary reference material；PRM

基准物质

具有最高计量学特性,用基准方法确定特性量值的标准物质。

3.1.3.9

副基准　secondary standard

通过与基准比较来定值的标准器。

3.1.3.10

国际测量标准　international measurement standard

由国际协议签约方承认的并旨在世界范围使用的测量标准。

3.1.3.11

国家测量标准　national measurement standard

国家标准　national standard

经国家权威机构承认,在一个国家或经济体内作为同类量的其他测量标准定值依据的测量标准。

3.1.3.12

原级测量标准　primary measurement standard

原级标准　primary standard

使用原级参考测量程序或约定选用的一种人造物品建立的测量标准。

3.1.3.13

次级测量标准　secondary measurement standard

次级标准　secondary standard

通过用同类量的原级测量标准对其进行校准而建立的测量标准。

3.1.3.14

参考测量标准　reference measurement standard

参考标准　reference standard

在给定组织或给定地区内指定用于校准或检定同类量其他测量标准的测量标准。

3.1.3.15

工作测量标准　working measurement standard

工作标准　working standard

用于日常校准或检定测量仪器或测量系统的测量标准。

3.1.3.16

传递测量装置　transfer measurement device

传递装置　transfer device

在测量标准比对中用作媒介的装置。

3.1.3.17

搬运式测量标准　traveling measurement standard

搬运式标准　traveling standard

为能提供在不同地点间传送、有时具有特殊结构的测量标准。

3.1.3.18

核查装置　check device

用于日常验证测量仪器或测量系统性能的装置。

3.1.3.19

校准器　calibrator

用于校准的测量标准。

3.1.3.20

参考物质　reference material；RM

标准物质

具有足够均匀和稳定的特定特性的物质,其特性被证实适用于测量中或标称特性检查中的预期用途。

3.1.3.21

有证标准物质　certified reference material；CRM

附有由权威机构发布的文件,提供使用有效程序获得的具有不确定度和溯源性的一个或多个特性量值的标准物质。

3.1.3.22

有证标准样品　certified reference material；CRM

附有证书的标准样品,其一种或多种特性值用建立了溯源性的程序确定,使之可溯源到准确实现的用于表示该特性值的计量单位,而且每个标准值都附有给定置信水平的不确定度。

3.1.3.23

证书　certificate

含有标准样品使用时必不可少的全部信息的文件。

3.1.3.24

有效期限　expiration date

在规定的贮存和使用条件下,保证标准物质的特性量值稳定的最长期限。

3.1.3.25

标准物质的互换性　commutability of a reference material

对于给定标准物质的规定量,由两个给定测量程序所得测量结果之间关系与另一个指定物质所得测量结果之间关系一致程度表示的标准物质特性。

3.1.3.26

质量控制样品 quality control sample

一种存储完整、用量充足的稳定和均质化物料,其物理或化学特性近似于测量系统的常规样品,用于期间精密度条件下测量系统的精密度和稳定性确定和监控。

3.1.3.27

参考数据 reference data

由鉴别过的来源获得,并经严格评价和准确性验证的,与现象、物体或物质特性有关的数据,或与已知化合物成分或结构系统有关的数据。

3.1.3.28

标准参考数据 standard reference data

由公认的权威机构发布的参考数据。

3.1.3.29

参考量值 reference quantity value

参考值 reference value

用作与同类量的值进行比较的基础的量值。

3.1.3.30

(标准物质/标准样品)特性值 property value (of a reference material)

赋予(有证)标准物质/标准样品的物理、化学或生物特性量的值。

3.1.3.31

瓶间均匀性 between-bottle homogeneity

标准物质/标准样品的特性在瓶与瓶之间的变差。

3.1.3.32

瓶内均匀性 within-bottle homogeneity

标准物质/标准样品的特性在一瓶中的变差。

3.1.3.33

短期稳定性 short-term stability

在规定运输条件下标准物质/标准样品特性在运输过程中的稳定性。

3.1.3.34

长期稳定性 long-term stability

在 CRM 生产者规定贮存条件下标准物质/标准样品特性的稳定性。

3.1.3.35

(标准物质/标准样品)使用寿命 life time(of a reference material)

标准物质/标准样品可被使用的时间间隔。

3.1.3.36

定值 characterization

对与标准物质预期用途有关的一个或多个物理、化学、生物或工程技术等方面的特性量值的测定。

3.1.3.37

最小取样量 minimum sample intake

在规定的分析测量条件下,保证标准物质均匀的最少的样品量。

3.1.3.38

期间核查 **intermediate checks**

根据规定程序,为了确定计量标准、标准物质或其他测量仪器是否保持其原有状态而进行的操作。

3.1.3.39

测量标准的保持 **conservation of a measurement standard**

为使测量标准的计量特性能保持在规定极限内所必须的一组操作。

3.1.3.40

质量水平 **quality level**

(验收抽样)用不合格品率或不合格率表示的质量状况。

3.1.3.41

过程控制 **process control**

着重于满足过程要求的过程管理。

3.1.3.42

统计过程控制 **statistical process control;SPC**

着重于用统计方法减少过程变异、增进对过程的认识,使过程以所期望的方式运行的活动。

3.1.3.43

控制图 **control chart**

为监测过程、控制和减少过程变异,将样本统计量值序列以特定顺序描点绘出的图。

3.1.3.44

常规控制图 **Shewhart control chart**

主要用来从图形上判定变异源于随机原因还是特殊原因,采用常规控制限的控制图。

3.1.3.45

$\overline{X}$ **控制图** ***X* bar control chart**

均值控制图 average control chart

用子组均值评估和监察过程水平的计量控制图。

3.1.3.46

X **控制图** ***X* control chart**

单值控制图 individual control chart

用样本中的单个观测值评估和监察过程水平的计量控制图。

3.1.3.47

R **图** ***R* chart**

极差控制图 range control chart

用子组极差评估和监察过程变异的计量控制图。

3.1.3.48

s **图** ***s* chart**

标准差控制图 standard deviation control chart

以子组的标准差来评估和监察过程变异的计量控制图。

3.1.3.49

验收控制图　acceptance control chart

主要用来判定描点是否能期望在容差之内的控制图。

3.1.3.50

中心线　centre line

控制图中表示样本统计量预期目标值或历史均值的直线。

3.1.3.51

控制限　control limits

控制图中用以判定过程稳定性的直线。

3.1.3.52

警戒限　warning limits

当过程处于统计受控时,所考虑的统计量以相当高的概率落入其间的控制限。

3.1.3.53

行动限　action limits

当过程处于统计受控时,所考察的统计量以非常高的概率落入其间的控制限。

3.1.3.54

常规控制限　Shewhart control limits

由过去经验和经济原因出发得到的两条距中心线±z倍标准差,用来判定过程是否处于统计受控的控制限。

3.1.3.55

概率控制限　probabilistic control limits

当过程处于统计受控时,所考察的统计量以一个预先设定的非常高的概率落入其间的与中心线一起定义的控制限。

3.1.3.56

验收控制限　acceptance control limits;ACL

验收控制图中根据一些特殊需要,只要子组变异在统计受控下仅由随机原因引起,则允许过程水平在其间变动的控制限。

3.1.3.57

实验室间比对　interlaboratory comparison

在预定的条件下,对两个或两个以上实验室就同一或相似的检测对象进行检测或测量的组织、实施和评价。

3.1.3.58

能力验证　proficiency testing

利用实验室间比对确定实验室的检定、校准和检测能力。

3.1.3.59

测量审核　measurement audit

使用已知指定值的测量对象,利用实验室间比对按照预先确定的判据评价单一实验室的测量能力。

3.1.3.60

能力验证计划　proficiency testing scheme

在检测、测量、校准或检查的某个特定领域,设计和运作的一轮或多轮能力验证。

3.1.3.61

能力验证物品　proficiency testing item

用于能力验证的样品、产品、人工制品、标准物质/标准样品、设备部件、测量标准、数据组或其他信息。

3.1.3.62

指定值　assigned value

对于给定目的具有适当不确定度的赋予特定量的值,有时该值是约定采用的。

3.1.3.63

能力评定标准差　standard deviation for proficiency assessment

基于可用信息,用于能力评估的离散性度量。

3.1.3.64

z 值　z-score

由能力验证的指定值和标准差计算的实验室偏倚的标准化度量。

3.1.3.65

分布　distribution

(特性)关于特性概率行为的信息。

3.1.3.66

正态分布　normal distribution;Gaussian distribution

具有式(1)概率密度函数的连续分布,其中 $-\infty<x<\infty$,参数满足 $-\infty<\mu<\infty,\sigma>0$。

$$f(x) = \frac{1}{\sigma\sqrt{2\pi}}\mathrm{e}^{-\frac{(x-\mu)^2}{2\sigma^2}} \quad\cdots\cdots\cdots\cdots\cdots\cdots\cdots\cdots\cdots(1)$$

3.1.3.67

标准正态分布　standardized normal distribution;standardized Gaussian distribution

$\mu=0,\sigma=1$ 的正态分布。

3.1.3.68

对数正态分布　lognormal distribution

具有式(2)概率密度函数的连续分布,其中 $x>0$,参数满足 $-\infty<\mu<\infty,\sigma>0$。

$$f(x) = \frac{1}{x\sigma\sqrt{2\pi}}\mathrm{e}^{-\frac{(\ln x-\mu)^2}{2\sigma^2}} \quad\cdots\cdots\cdots\cdots\cdots\cdots\cdots\cdots(2)$$

3.1.3.69

均匀分布　uniform distribution;rectangular distribution

具有式(3)概率密度函数的连续分布,其中 $a\leqslant x\leqslant b$。

$$f(x) = \frac{1}{b-a} \quad\cdots\cdots\cdots\cdots\cdots\cdots\cdots\cdots(3)$$

3.1.3.70

满意结果　satisfactory results

利用统计技术或专家公议等技术手段,确认参加者的能力为满意的结果。

3.1.3.71

可疑结果　questionable results

利用统计技术或专家公议等技术手段,确认参加者的能力可能出现问题的结果。

3.1.3.72

不满意结果　unsatisfactory results

利用统计技术或专家公议等技术手段,确认参加者的能力为不满意的结果。

3.2　理化检测

3.2.1　基本概念

3.2.1.1

摩尔　mole

国际单位制的基本单位。它是一系统的物质的量,该系统中所包含的基本单元数与
$0.012\ kg^{12}C$ 的原子数目相等。

注:使用摩尔时,指明基本单元。

3.2.1.2

基本单元　elementary entity

组成物质的任何自然存在的原子、分子、离子、电子、光子等一切物质的粒子,或按需要
人为地将它们进行分割或组合、而实际上并不存在的个体或单元,如:$1/2H_2SO_4$、
$1/5KMnO_4$。

3.2.1.3

摩尔质量　molar mass

一系统中某给定基本单元的摩尔质量 M 等于其总质量 m 与其物质的量 n 之比。单位
为千克每摩尔(kg/mol),常用克每摩尔(g/mol)。计算见式(4)。

$$M = m/n \qquad \cdots\cdots\cdots\cdots\cdots\cdots\cdots\cdots\cdots(\ 4\ )$$

3.2.1.4

摩尔体积　molar volume

系统的体积 V 与其中粒子的物质的量之比。单位为立方米每摩尔(m^3/mol),常用升每
摩尔(L/mol)。

3.2.1.5

物质的量浓度　amount of substance concentration

物质 B 的量 n_B 与相应混合物的体积 V 之比。单位为摩尔每立方米(mol/m^3),常用摩
尔每升(mol/L)。计算见式(5)。

$$c_B = n_B/V \qquad \cdots\cdots\cdots\cdots\cdots\cdots\cdots\cdots(\ 5\ )$$

3.2.1.6

质量摩尔浓度　molality

溶质 B 的物质的量 n_B 与溶剂 A 的质量 m_A 之比。单位为摩尔每千克(mol/kg),常用
毫摩尔每千克(mmol/kg)。计算见式(6)。

$$b_B = n_B/m_A \qquad \cdots\cdots\cdots\cdots\cdots\cdots\cdots\cdots(\ 6\ )$$

3.2.1.7

质量浓度　mass concentration

物质B的总质量 m_B 与相应混合物的体积 V（包括物质B的体积）之比。单位为千克每立方米（kg/m^3），常用克每升（g/L）。计算见式（7）。

$$\rho = m_B / V \quad \cdots\cdots\cdots\cdots\cdots\cdots\cdots（7）$$

3.2.1.8

标准溶液　standard solution

由用于制备该溶液的物质而准确知道某种元素、离子、化合物或基团浓度的溶液。

3.2.1.9

储备溶液　stock solution

配制成的比使用时浓度大的、并为储存用的试剂溶液。

3.2.1.10

灵敏度（特异性）　sensitivity

一般指仪器、设备、试剂或测试方法对微小外加作用显示出的敏感度。

3.2.1.11

检出限　detection limit

由特定的分析方法在给定的置信度（通常为95%）内可从样品中检出待测物质的最小浓度。所谓"检出"是指定性检出，即判定样品中存有浓度高于空白的待测物质。检出限受仪器的灵敏度和稳定性、全程序空白试验值及其波动性的影响。

3.2.1.12

定量下限　quantification limit

在限定误差能满足预定要求的前提下，用特定方法能够准确定量测定被测物质的最低浓度或含量。

3.2.2　样品采集与处理

3.2.2.1

试样　sample

用于进行分析以便提供代表该总体特性量值的少量物质。

3.2.2.2

试液　test solution

用试样配成的溶液或为分析而取得的溶液。

3.2.2.3

四分法　quartering

从总体中取得试样后，采用圆锥四等分任意取对角两份试样，弃去剩余部分，以缩减试样量的操作。

3.2.2.4

固相萃取法　solid phase extraction

利用固体吸附剂将液体样品中的目标化合物吸附，与样品的基体和干扰化合物分离，然后再用洗脱液洗脱或加热解吸附，达到分离和富集目标化合物的操作。

3.2.2.5

液-液分配提取法　liquid-liquid partition extraction

根据被分离的组分在流动相和固定相中溶解度不同而进行的分离操作。分离过程是一个分配平衡过程。

3.2.2.6

倾析　decantation

容器中上层澄清液和沉淀共存时,使容器倾斜流出澄清液以分离沉淀的操作。

3.2.2.7

熔融　fusion

为熔解难熔物质,一般加入适当熔剂与其混合并加热,使之与熔剂进行反应。

3.2.2.8

灼烧　ignition

在称量分析中,沉淀在高温下加热,使沉淀转化为组成固定的称量形式的过程。

3.2.2.9

恒重　constant weight

在同样条件下,对物质重复进行干燥、加热或灼烧,直到两次质量差不超过规定值的范围的操作。

3.2.2.10

残渣　residue

试样在一定温度下蒸发、灼烧或经规定的溶剂提取后所得的残留物。

3.2.2.11

萃取　extraction

利用物质在不同溶剂中溶解度不同来进行分离的操作。

3.2.3　检验方法

3.2.3.1

化学分析　chemical analysis

对物质的化学组成进行以化学反应为基础的定性或定量的分析方法。

3.2.3.2

仪器分析　instrumental analysis

使用光、电、电磁、热、放射能等测量仪器进行的分析方法。

3.2.3.3

定性分析　qualitative analysis

为检测物质中原子、原子团、分子等成分的种类而进行的分析。

3.2.3.4

定量分析　quantitative analysis

为测定物质中化学成分的含量而进行的分析。

3.2.3.5

常量分析　macro analysis

对 0.1 g 以上的试样进行的分析。

3.2.3.6

微量分析　micro analysis

对 1 mg～10 mg 的试样进行的分析。

3.2.3.7

痕量分析　trace analysis

对待测组分的质量分数小于 0.01％的分析。

3.2.3.8

超痕量分析　ultratrace analysis

对待测组分的质量分数小于 0.000 1％的分析。

3.2.3.9

湿法　wet method

将试样制成溶液后测定其组分的分析。

3.2.3.10

干法　dry method

用固体试样直接测定其组分的分析。

3.2.3.11

滴定分析法　titrimetric analysis

通过滴定操作,根据所需滴定剂的体积和浓度,以确定试样中待测组分含量的一种分析方法。

3.2.3.12

滴定　titration

将滴定剂通过滴定管滴加到试样溶液中,与待测组分进行化学反应,达到化学计量点时,根据所需滴定剂的体积和浓度计算待测组分的含量的操作。

3.2.3.13

标定　standardization

确定标准溶液的准确浓度的操作。

3.2.3.14

变色域　transition interval

与指示剂开始变色至变色终了相对应的有关特定值(如 pH 值)的变化范围。

3.2.3.15

滴定终点　end point

用指示剂或终点指示器判断滴定过程中化学反应终了时的点。

3.2.3.16

滴定度　titer

1 mL 标准溶液相当于待测组分的质量。

3.2.3.17

酸碱滴定法　acid-base titration

利用酸、碱之间质子传递反应进行的滴定。

3.2.3.18

氧化还原滴定法　redox titration

利用氧化还原反应进行的滴定。

3.2.3.19

高锰酸钾滴定法　permanganate titration

利用高锰酸盐标准滴定溶液进行的滴定。

3.2.3.20

碘量法　iodimetry

利用碘的氧化作用或碘离子的还原作用进行的滴定。一般使用硫代硫酸钠标准滴定溶液滴定。

3.2.3.21

沉淀滴定法　precipitation titration

利用沉淀的产生或消失进行的滴定。

3.2.3.22

络合滴定法　compleximetry

利用络合物的形成及解离反应进行的滴定。

3.2.3.23

非水滴定（法）　non-aqueous titration

除水以外的溶剂进行的滴定。

3.2.3.24

卡尔·费休滴定（法）　Karl Fischer titration

用二氧化硫的甲醇或乙二醇甲醚溶液（弱碱，例如吡啶、咪唑、无水乙酸钠），以碘量法测定试样中水分的方法。

3.2.3.25

凯氏定氮法　Kjeldahl determination

试样经浓硫酸、硫酸钾和催化剂蒸煮转化成铵盐，从而测定有机物中氮的含量的方法。

3.2.3.26

缓冲溶液　buffer solution

加入溶液中能控制 pH 或氧化还原电位等仅发生可允许的变化的溶液。

3.2.3.27

络合剂　complexing agent

具有自由电子对并能和金属离子形成络合物的试剂。

3.2.3.28

滴定剂　titrant

用于滴定而配制的具有一定浓度的溶液。

3.2.3.29

指示剂　indicator

在滴定分析中，为判断试样的化学反应程度时，本身能改变颜色或其他性质的试剂。

3.2.3.30

比色法　colorimetry

利用待测溶液本身的颜色或加入试剂后呈现的颜色,用目测比色对溶液颜色深度进行比较,或者用光电比色计进行测量以测定溶液中待测物质浓度的方法。

3.2.3.31

比浊法　turbidimetry

根据测量光线通过悬浮液后透射光的强度,测定待测物质含量的方法。

3.2.3.32

分光光度法　spectrophotometry

根据物质对不同波长的单色光的吸收程度不同而对物质进行定性和定量分析的方法。

3.2.3.33

吸光系数　absorptivity

待测物质在单位浓度、单位厚度时的特征吸光度。按照使用浓度单位的不同,可有质量吸光系数和摩尔吸光系数之分。

3.2.3.34

摩尔吸光系数　molar absorptivity

厚度以厘米(cm)表示、浓度以摩尔每升(mol/L)表示的吸光系数。

3.2.3.35

原子吸收分光光度法　atomic absorption spectrophotometry

测量蒸气中原子对特征电磁辐射的吸收,测定化学元素的方法。

3.2.3.36

发射光谱法　emission spectrometry

利用试样中原子或离子所发射的特征线光谱(原子发射光谱)或某些分子或基团所发射的特征带光谱(分子发射光谱)的波长或强度,检测元素的存在和它们的含量的方法。

3.2.3.37

火焰发射光谱法　flame emission spectrometry

测量火焰中原子或分子所发射的特征电磁辐射强度,测定化学元素的方法。

3.2.3.38

原子荧光分光光度法　atomic fluorescence spectrophotometry

通过测量待测元素的原子蒸气在辐射能激发下所产生的荧光发射强度,测定待测元素含量的方法。

3.2.3.39

荧光分析　fluorescence analysis

利用某些物质在紫外光照射时所发生的荧光的特性及强度进行物质的定性或定量分析的方法。

3.2.3.40

分辨率　resolution

仪器分开相邻的两条谱线的能力。

3.2.3.41

电位滴定(法) potentiometric titration

在滴定过程中,根据标准溶液的体积和指示电极的电位变化来确定终点的方法。

3.2.3.42

库仑法 coulometry

通过测量消耗于溶液中待测物质所需的电量来定量地测定这一物质含量的方法。

3.2.3.43

库仑滴定法 coulometric titration

用恒定的电流,通过电解池,利用电极反应,电极附近产生一种试剂,此试剂瞬间与待测物质发生反应,根据电流强度和滴定的时间,计算待测物质的量的方法。

3.2.3.44

极谱法 polarography

使用滴汞电极为指示电极,根据电解过程中得到的电流-电压曲线,测定溶液中待测物质的组成和浓度的方法。

3.2.3.45

示波极谱法 oscillopolarography

一般指单扫描示波极谱法,在滴汞电极成长的后期,于电解池的两极加上一快速线性变化电压,根据示波器记录的电流-电压曲线而进行分析的极谱法。

3.2.3.46

伏安法 voltammetry

使用表面静止的液体或固体为极化电极,根据电解过程中得到的电流-电压曲线,进行定性和定量的方法。

3.2.3.47

阳极溶出伏安法 anodic stripping voltammetry

在一定的电位下,使待测金属离子部分地还原成金属并溶入微电极或析出于电极的表面,然后向电极施加反向电压,使微电极上的金属氧化而产生氧化电流,根据氧化过程的电流-电压曲线进行分析的伏安法。

3.2.3.48

阴极溶出伏安法 cathodic stripping voltammetry

工作电极在富集过程中作为阳极,在溶出过程中作为阴极的伏安法。用于测定不能生成汞齐的金属离子、阴离子和有机生物分子的方法,通过待测离子在一定条件下与其他已知配体(或离子)生成难溶化合物而在电极表面进行富集,然后电向反方向扫描,难溶化合物溶脱产生电流的方式进行测量的。

3.2.3.49

气相色谱法 gas chromatography

用气体作为流动相的色谱法。

3.2.3.50

气固色谱法 gas solid chromatography

用固体(一般指吸附剂)作为固定相的气相色谱法。

3.2.3.51

顶空气相色谱法 headspace gas chromatography

液上气相色谱分析

将液体或固体样品中的挥发性组分直接导入气相色谱仪进行分离和检测的分析技术。

3.2.3.52

气液色谱法 gas liquid chromatography

将固定液涂渍在载体上作为固定相的气相色谱法。

3.2.3.53

离子色谱法 ion chromatography

为了降低或消除离子交换柱流出液的背景信号对检测的干扰并使分离检测连成一气，采用低交换容量离子交换剂、离子抑制技术和灵敏检测方法组成离子色谱法。

3.2.3.54

液相色谱法 liquid chromatography

用液体作为流动相的色谱法。

3.2.3.55

高效液相色谱法 high performance liquid chromatography；HPLC

具有高分离效能的柱液相色谱法。

3.2.3.56

质谱法 mass spectrometry

试样被电离后，形成不同质荷比的离子，根据这些离子的质量数和相对丰度分析试样的方法。

3.2.3.57

同位素稀释质谱法 isotopic dilution mass spectrometry

在分析试样中，加入已知质量待测元素的某一已知丰度的浓缩同位素，使与试样组分同位素混合，然后用质谱法测定混合后的试样中该元素的同位素丰度比以得到试样中待测元素的含量。

3.2.3.58

化学电离 chemical ionization

试样分子与反应离子碰撞并发生分子-离子反应，使试样分子离子化的过程。

3.2.3.59

电喷雾电离 electrospray ionization

样品溶液在电场作用下，形成细小雾滴，溶剂进一步挥发除去使试样离子化的过程。

3.2.4 质量控制

3.2.4.1

校准曲线 calibration curve

描述待测物质浓度或量与检测仪器响应值或指示量之间的定量关系曲线，分为"工作曲线"（标准溶液处理程序及分析步骤与样品完全相同）和"标准曲线"（标准溶液处理程序较样品有所省略，如样品预处理）。

3.2.4.2

平行测定 parallel determination

在相同的操作条件下对若干份同一试样进行的测定。

3.2.4.3

空白试验 blank test

不加试样,但用与有试样时同样的操作进行的试验。

3.2.4.4

回收试验 recovery test

当所分析的试样组分复杂,不完全清楚时,向试样中加入已知量的被测组分,然后进行测定,检查被加入的组分能否定量回收,以判断分析过程是否存在系统误差的方法。所得结果常用百分数表示,称为"百分回收率",简称"回收率"。

3.2.4.5

分析方法的适用性检验 the application of the analytical method of inspection

分析人员在承担新的监测项目和分析方法时,对该项目的分析方法进行的适用性检验,包括空白值测定、分析方法检出限的估计、校准曲线的绘制及检验、方法的误差预测(如精密度、准确度及干扰因素等),以了解和掌握分析方法的原理、条件和特性。

3.3 微生物检测

3.3.1 基本概念

3.3.1.1

微生物实验室 microbiological laboratory

从事微生物菌(毒)种和样本有关的研究、教学、检测、诊断等活动的实验室。

3.3.1.2

微生物实验室获得性感染 microbiological laboratory acquired infection

与微生物实验室有关的感染。

3.3.1.3

病原微生物 pathogenic organism;pathogen

致病微生物

能够使人或动物致病的微生物。

3.3.1.4

条件致病菌 conditional pathogen

有些细菌在正常情况下并不致病,但在某些特殊条件下,如宿主免疫防御机制受到损害时可以致病。

3.3.1.5

毒力 virulence

致病菌的致病性强弱。

3.3.1.6

菌（毒）种 **microorganism strain**

可培养的,人间传染的真菌、放线菌、细菌、立克次体、螺旋体、支原体、衣原体、病毒等具有保存价值的,并经过菌(毒)种保藏机构鉴定、分类并给以固定编号的微生物。

3.3.1.7

菌落形成单位 **colony forming unit;CFU**

在活菌培养计数时,由单个菌体或聚集成团的多个菌体在固体培养基上生长繁殖所形成的清晰可见的集落,以其表达活菌的数量。

3.3.1.8

菌落总数 **aerobic bacterial count**

被检样品的单位质量(g)、容积(mL)、表面积(cm^2)或体积(m^3)内所含有的,能在某种培养基上经一定条件、一定时间培养后,长出的菌落数量。

3.3.1.9

微生物危害评估 **hazard assessment for microbes**

对实验微生物和毒素可能给人或环境带来的危害所进行的评估。

3.3.1.10

实验室生物安全 **laboratory biosafety**

实验室的生物安全条件和状态不低于容许水平,可避免实验室人员、来访人员、社区及环境受到不可接受的损害,符合相关法规、标准等对实验室安全责任的要求。

3.3.1.11

指示微生物 **indication microorganism**

在常规卫生监测中,用以指示样品卫生状况及安全性的(非致病)微生物(或细菌)。

3.3.2 培养基和特殊微生物

3.3.2.1

培养基 **culture medium**

以液体、半固体或固体形式,包含天然或合成成分,用于促进微生物的繁殖或保持其活力的物质。

3.3.2.2

纯化学培养基 **chemically defined culture medium**

只含有化学成分的培养基(即分子结构和纯度已知)。

3.3.2.3

非纯化学培养基 **chemically incomplete culture medium**

全部或部分由天然物质、加工过的物质或其他不纯的化学物质构成的培养基。

3.3.2.4

增菌培养基 **enrichment medium**

大多为液体培养基,能够给微生物的繁殖提供特定的生长环境。

3.3.2.5

选择性增菌培养基　selective enrichment medium

能够保证特定的微生物在其中繁殖,而部分或全部抑制其他微生物生长的培养基。

3.3.2.6

选择性分离培养基　selective isolation medium

支持特定微生物的生长而抑制其他微生物生长的分离培养基。

3.3.2.7

鉴别培养基　differential medium

能够进行一项或多项微生物生理和(或)生化特性鉴定的培养基。

3.3.2.8

运输培养基　transport medium

在取样后和实验室样品处理前保护和维持微生物活性的培养基。运输培养基中通常不允许包含使微生物增殖的物质,但是培养基应能保护菌株,确保它们不变质。

3.3.2.9

保藏培养基　preservation medium

用于在一定期限内保护和维持微生物活力,防止长期保存对微生物的不利影响,或使微生物在长期保存后容易复苏的培养基。

3.3.2.10

复苏培养基　resuscitation medium

能够使受损或应激的微生物修复,使微生物恢复正常生长能力,但不一定促进微生物繁殖的培养基。

3.3.2.11

极端环境　extreme environment

自然环境中存在一些普通生物不能生存的特殊区域。

3.3.2.12

嗜热微生物　thermophilic microorganisms

能在高于 40 ℃～50 ℃温度下生长,最适温度在 55 ℃左右的微生物。

3.3.2.13

嗜冷微生物　psychrophilic microorganisms

一类必须生活在低温条件下,且其最高生长温度不超过 20 ℃,最适生长温度在 15 ℃,在 0 ℃以下可生长繁殖的微生物。

3.3.2.14

耐冷微生物　crymophy lactic microorganisms

在 5 ℃以下有生长能力,不考虑其最适和最高生长温度,从常冷到不稳定的低温环境中,均可分离到的微生物。

3.3.2.15

嗜酸微生物　acidophilic microorganisms

生长最适 pH 在 3～4 以下,中性条件不能生长的微生物,其生长 pH 上限为 4.0,最适生长 pH 为 1.0～2.5。

3.3.2.16

嗜碱微生物 alkalophilic microorganisms

最适生长 pH 在 8.0 以上,通常 pH 为 9～10 的微生物。

3.3.2.17

耐碱菌 alkalitolerant

能在高 pH 条件下生长,但最适 pH 并不在碱性范围的微生物。

3.3.2.18

需氧生物 aerobic organism

只在有氧条件下生存,在新陈代谢中用氧作为最终电子受体的微生物。

3.3.2.19

厌氧菌 anaerobic organism

只在无氧条件下生存,在新陈代谢中不用氧作为最终电子受体的微生物。

3.3.2.20

兼性菌 facultative organism

既能需氧代谢,又能厌氧代谢的微生物。

3.3.3 检验方法

3.3.3.1

无菌操作 aseptic procedure

防止微生物污染的操作技术。

3.3.3.2

纯培养 pure culture

挑取单个菌落,移种到另一培养基中,生长出来的细菌均为纯种。

3.3.3.3

传代 passage or subculture

将菌(毒)种培养物的一小部分通过转移接种到新的培养基中,使之得以继续培养、生长繁殖。

3.3.3.4

鉴定 identification

根据通用的检索系统,对未知微生物菌株进行性状观察和测定,确定该微生物分类地位的过程。

3.3.3.5

菌种保藏 culture preservation

将微生物菌种用各种适宜方法妥善保藏,避免死亡、污染,保持其原有形状基本稳定。

3.3.3.6

定期移植保藏法 periodic transfer on agar or in liquid medium

传代培养保藏法

包括斜面培养、穿刺培养、液体培养等。是指将菌种接种于适宜的培养基中,最适条件下培养,待菌种生长完全后,通常置于 4 ℃～6 ℃进行保存并间隔一定时间进行移植培养的菌种保藏方法。

3.3.3.7

冷冻干燥保藏法　freeze-drying preservation

冻干法

在无菌条件下将欲保藏的菌种制成悬浮液后冻结,在真空条件下使冰升华直至干燥,从而使微生物的生理活动趋于停止而长期维持存活状态的一种菌种保藏方法。

3.3.3.8

培养条件　culture conditions

包括培养时间、温度和培养基在内的一组条件,用于促进微生物的生长和繁殖。

3.3.3.9

定性　characterization

将微生物分入到大类中的一般过程。

注:按菌落或细胞形态、污染特性或其他特征进行分类。

3.3.3.10

抑细菌/真菌试验　bacteriostasis/fungistasis test

用选定的微生物进行试验,验证抑制这些微生物的繁殖的物质存在。

3.3.3.11

酶联免疫法　enzyme linked immunosorbent assay;ELISA

根据免疫学抗原抗体特异性结合的原理,以酶标记抗体或抗原,检测相应抗原或抗体的方法。

3.3.3.12

聚合酶链式反应　polymerase chain reaction;PCR

体外酶促合成特异 DNA 片段的一种分子生物学实验方法,主要由高温变性、低温退火和适温延伸三个步骤反复的热循环构成:即模板 DNA 先经高温变性为单链,在 DNA 聚合酶和适宜的温度下,两条引物分别与两条模板 DNA 链上的一段互补序列发生退火,接着在 DNA 聚合酶的催化下以四种脱氧核苷酸三磷酸(dNTPs)为底物,使退火引物得以延伸。如此反复,使位于两段已知序列之间的 DNA 片段呈几何倍数扩增。

3.3.4　质量控制

3.3.4.1

标准菌株　reference strain

至少定义到属或种水平的菌株。按其特征进行分类和描述,有明确的来源。

3.3.4.2

标准储备菌株　reference stocks

标准菌株经过一代转接后获得的同种菌株。

3.3.4.3

工作菌株　working cultures

由标准储备菌株转接后获得的同种菌株。

3.3.4.4

检出限　limit of detection

进行定性微生物检测时,能检测到,但无法给出精确数值的微生物的最小量。

3.3.4.5

判定限　limit of determination

进行定量微生物检测时,在特定评估方法规定的实验条件,可引起特定变化的微生物的最小量。

3.4　毒理学安全性评价

3.4.1　安全性评价

3.4.1.1

毒理学　toxicology

研究外源化学物、物理和生物因素对生物体和生态系统的损害作用/有害效应与机制、以及中毒的预防、诊断和救治的科学。

3.4.1.2

安全系数　safety coefficient

不确定系数　uncertain coefficient

在毒理学研究中根据动物实验得到的阈剂量或未观察到作用剂量推论人暴露容许限值时,鉴于动物、人的种属和个体之间的生物学差异,需要缩小一定的倍数,以确保对人的安全性,此缩小的倍数即安全系数。

3.4.2　毒物

3.4.2.1

化学物质　chemical

工业用和民用的化学原料、中间体、产品等单分子化合物、聚合物以及不同化学物质组成的混合剂与产品。

3.4.2.2

外源性化学物质　xenobiotic

由外环境进入体内、非机体内部产生,在一定条件下具有生物活性的物质。

3.4.2.3

毒物　toxic substance;toxicant

在一定条件下,较低剂量能引起机体功能性或器质性损伤的外源性化学物质。

3.4.2.4

高毒物质　high-toxic substance

纳入国家高毒物品目录,需要进行特殊管理的物质。

3.4.2.5

剧毒物质　extremely-toxic substance

小剂量/少量侵入机体,短时间内即能致人、畜死亡或严重中毒的物质。

3.4.2.6

致畸物 teratogen

能使发育中的胎儿产生永久性结构异常的物质。

3.4.2.7

致突变物 mutagen

能引起遗传物质突变的化学物质或物理因素。

3.4.2.8

致敏物 allergen

变应原 anaphylactogen

能引起变态反应的抗原,包括完全抗原和半抗原。

3.4.2.9

刺激物 irritant material

可致眼、皮肤或呼吸道黏膜发生可逆性炎性反应的物质。

3.4.2.10

腐蚀物 corrosive material(s)

可致眼、皮肤或呼吸道发生不可逆性组织损伤的物质。

3.4.2.11

致癌物 carcinogen

能引起或诱导正常细胞发生恶性转化并发展成恶性肿瘤的物质。

3.4.3 毒性

3.4.3.1

毒性 toxicity

物质引起生物体有害作用的固有能力。

3.4.3.2

短期毒性 short-term toxicity

短时间内一次或多次给予实验动物外源性化学物,对机体产生健康损害效应的能力。

3.4.3.3

长期毒性 long-term toxicity

给予实验动物外源性化学物的期限超过 6 个月所产生健康损害效应的能力。

3.4.3.4

急性毒性 acute toxicity

机体(实验动物或人)一次或 24 h 内多次大剂量接触外源性化学物后在短期内所产生的毒性效应,包括一般行为和外观改变、大体形态变化以及死亡效应。

3.4.3.5

急性经口毒性 acute oral toxicity

一次或在 24h 内多次经口给予实验动物外源性化学物后,动物在短期内出现的健康损害效应。

3.4.3.6

急性经皮毒性 acute dermal toxicity

一次或在 24 h 内多次经皮给予实验动物外源性化学物后,动物在短期内出现的健康损害效应。

3.4.3.7

急性吸入毒性 acute inhalation toxicity

一次或在 24 h 内多次经呼吸道给予实验动物外源性化学物后,动物在短期内出现的健康损害效应。

3.4.3.8

眼睛刺激性 eye irritation

眼球表面接触受试物后所产生的可逆性炎性变化。

3.4.3.9

眼睛腐蚀性 eye corrosion

眼球表面接触受试物后引起的不可逆性组织损伤。

3.4.3.10

皮肤刺激性 skin irritation

皮肤涂敷受试物后局部产生的可逆性炎性变化。

3.4.3.11

皮肤腐蚀性 skin corrosion

皮肤涂敷受试物后局部引起的不可逆性组织损伤。

3.4.3.12

亚急性毒性 subacute toxicity

实验动物连续超过 14 d～28 d 接触外源化学物所产生的中毒效应。

3.4.3.13

亚慢性毒性 subchronic toxicity

实验动物在其部分生存期(不超过 10% 寿命期)内,每日反复接触受试物后所引起的不良反应。

3.4.3.14

亚慢性经口毒性 subchronic oral toxicity

实验动物在其部分生存期(不超过 10% 寿命期)内,每日反复经口接触受试物后所引起的健康损害效应。

3.4.3.15

亚慢性经皮毒性 subchronic dermal toxicity

实验动物在其部分生存期(不超过 10% 寿命期)内,每日经皮接触受试样品后所引起的健康损害效应。

3.4.3.16

亚慢性吸入毒性 subchronic inhalation toxicity

实验动物在其部分生存期(不超过 10% 寿命期)内,每日经呼吸道接触受试样品后所引起的健康损害效应。

3.4.3.17

慢性毒性　chronic toxicity

实验动物在其正常生命期的大部分时间内连续或反复接触受试物所引起的健康损害效应。

3.4.3.18

蓄积毒性　cumulative toxicity

给实验动物反复染毒或接触外源性化学物质,吸收量大于排泄量,或毒性作用多次累加所致的功能性或结构性损害。

3.4.3.19

选择毒性　selective toxicity

外源性化学物只对某种生物或组织器官产生损害作用,而对其他生物或组织器官无损害的现象。

3.4.3.20

迟发毒性　delayed toxicity

接触某些毒物,当时不引起明显的损害效应,或者在急性中毒后临床上可暂时恢复,但经过一段时间后又出现明显的病损和明显的临床中毒表现。

3.4.3.21

遗传毒性　genotoxicity

环境化学、物理和生物因素造成生物细胞基因组损害的能力。

3.4.3.22

致突变性　mutagenicity

环境化学、物理和生物因素导致生物体遗传物质结构和(或)数量的改变。

3.4.3.23

致畸性　teratogenicity

能在胚胎发育期引起胎体永久性结构和功能异常的化学物质特性。

3.4.3.24

全身毒性　systemic toxicity

化学物质对机体所产生的毒效应不仅发生在开始接触的部位,而且影响到机体的主要系统、器官和组织。

3.4.3.25

器官毒性　organ toxicity

化学物质引起器官的生理、生化或形态学的异常改变。

3.4.3.26

生殖毒性　reproductive toxicity

外源性化学物质损害正常生殖系统或正常生殖器官功能的能力。

3.4.3.27

母体毒性　maternal toxicity

外源性化学物质引起亲代妊娠动物健康损害的能力。

3.4.3.28

胚胎-胚体毒性　embryo toxicity

外源性化学物质所致的孕体着床前后直到器官形成期结束的所有损害。

3.4.3.29

发育毒性　developmental toxicity

属生殖毒性,子代在出生前、围产期和出生以后所显现出的生长迟缓、结构畸形、功能异常或死亡。

3.4.4　效应

3.4.4.1

毒效应　toxic effect

毒物或药物对机体所致的、有害的生物学改变。

3.4.4.2

有害效应　adverse effect

机体因接触有毒物质而产生或出现的不良健康效应或毒作用效应。

3.4.4.3

致敏作用　sensitization

致敏原(变应原)进入机体,刺激机体免疫系统所引起的组织损害或生理功能障碍。

3.4.4.4

致畸作用　teratogenesis

干扰子宫内胚胎或胎儿的正常发育,使新生儿异常率明显增高的特殊毒性作用。

3.4.4.5

致突变作用　mutagenesis

诱变作用

环境中各种物理、化学因素引起遗传物质发生改变的效应,此种改变可随细胞分裂过程传递。

3.4.4.6

致癌作用　carcinogenesis

致癌物引起或诱导正常细胞发生恶性转化并发展成为肿瘤的过程。

3.4.4.7

联合作用　combined effect

两种或两种以上毒物同时或先后作用于机体所产生的毒作用。

3.4.4.8

独立作用　independent effect

两种或两种以上毒物同时或先后作用于机体时所产生的毒作用互不影响,彼此独立。

3.4.4.9

加强作用　potentiating effect

一种化学物质对某器官或系统无毒性或毒性较低,但与另一种化学物质同时或先后暴露时使其毒性效应增强。

3.4.4.10

交互作用　interaction

两种或两种以上化学物质造成比预期的相加作用更强的(协同、增强)或更弱的(拮抗)联合作用。

3.4.4.11

拮抗作用　antagonistic effect

两种或两种以上毒物同时或先后作用于机体所产生的毒作用低于各个化学物质单独毒性效应的总和。

3.4.4.12

协同作用　synergistic effect

两种或两种以上毒物同时或先后作用于机体所产生的毒作用大于各个化学物质单独对机体的毒性效应的总和。

3.4.4.13

相加作用　additive effect

两种或两种以上毒物同时或先后作用于机体所产生的毒作用相当于各个物质单独所致效应的算术总和。

3.4.5　毒作用指标

3.4.5.1

剂量　dose

按单位体重所给予实验动物化学物质的质量。

3.4.5.2

中毒剂量　toxic dose

引起机体发生中毒而未致死的剂量。

3.4.5.3

有效剂量　effective dose

在动物组织和细胞培养系统中,或在生化作用部位引起某种生物学效应的化学物质的剂量。

3.4.5.4

日容许剂量　acceptable daily intake；ADI

人类每日摄入某种物质直至终生,而不产生可检测到的对健康产生危害的量。以每千克体重可摄入的量标示,即 mg/(kg·d)。

3.4.5.5

耐受剂量(浓度)　tolerance dose(concentration)

生物机体能够忍受且无有害效应的化学物质的最高剂量(浓度)。

3.4.5.6

最大耐受剂量(浓度)　maximum tolerance dose(concentration)

化学物质不引起受试对象出现死亡的最高剂量(浓度)。

3.4.5.7

阈剂量（浓度） threshold dose（concentration）

化学物质引起受试对象中的少数个体出现某种最轻微的异常改变所需要的最低剂量（浓度）。

3.4.5.8

实际安全剂量 visual safe dose；VSD

某外源性化学物质终身暴露所致的危险度在 10^{-6} 或以下所对应的剂量水平。

3.4.5.9

参考剂量 reference dose；Rfd

人群（包括敏感亚群）在终生接触某剂量水平化学物质的条件下，预期发生非致癌或非致突变有害效应的危险度可低至不能检出的程度。

3.4.5.10

基准剂量 benchmark dose；BMD

与本底相比概率为1％、5％或10％的受试个体出现效应剂量的95％可信限下限。

3.4.5.11

致死剂量（浓度） lethal dose（concentration）；LD（LC）

在特定染毒条件下，化学物质导致一定百分率生物体死亡的剂量（浓度）。

3.4.5.12

半数致死剂量（浓度） median lethal dose（concentration）；LD_{50}（LC_{50}）

在一定实验条件下，引起受试动物发生死亡概率为50％的化学物质剂量（浓度）。

3.4.5.13

未观察到作用水平 no observed effect level；NOEL

化学物质不引起生物系统或生态系统出现可观察到的有害效应的最高剂量或浓度。

3.4.5.14

未观察到有害作用水平 no observed adverse effect level；NOAEL

在规定的试验条件下，通过实验和观察，用现有的技术手段或检测指标未观察到任何与受试物有关的有害效应的最大染毒剂量或浓度。

3.4.5.15

观察到有害作用最低水平 lowest observed adverse effect level；LOAEL

在规定的试验条件下，通过实验和观察，化学物质引起实验动物可观察到的形态、功能、生长发育等有害效应的最低染毒剂量或浓度。

3.4.5.16

急性毒作用带 acute toxic effect zone

半数致死剂量与急性阈剂量的比值。

3.4.5.17

慢性毒作用带 chronic toxic effect zone

急性阈剂量与慢性阈剂量的比值。

3.4.5.18

靶器官 target organ

外源化学物在体内可以直接发挥毒作用,并引起典型病变的主要器官。

3.4.5.19

剂量-效应关系 dose-effect relationship

化学物质的剂量与所致生物学改变的程度之间的关系。

3.4.5.20

剂量-反应关系 dose-response relationship

表示受试物的剂量与试验系统群体中出现某种毒作用的发生率之间的关系。

3.4.5.21

物质蓄积 material accumulation

给实验动物反复染毒或接触外源性化学物质,由于吸收速度超过消除速度导致的该物质在体内逐渐增多。

3.4.5.22

功能蓄积 function accumulation

受试物虽然在体内的代谢和排出速度较快,但其造成的损伤恢复慢,在前一次的损伤未恢复前又发生新的损伤,如此残留损伤的累积称为功能蓄积。

3.4.6 染毒

3.4.6.1

染毒 exposure

接触

暴露

外源性化学物质经口、皮肤或呼吸道等途径进入(或接触)生物体的过程。

3.4.6.2

染毒途径 exposure route

将一定剂量化学物质给予实验动物的方式。

3.4.6.3

溶媒 vehicle

能混合、分散、溶解受试物或对照物而不影响试验结果的物质。

3.4.6.4

给样 administration

以一定的方式给予试验系统受试物的操作。

3.4.6.5

标本 specimen

用于测试的受试物或从试验系统中获取的用来检验、分析获证保存的材料。

3.4.7 毒理学实验室管理

3.4.7.1

试验计划　study protocol

确定试验设计的文件,试验设计包括试验的目的、依据、项目;实验动物及来源;动物饲养条件;饲料及来源;剂量设计和分组、样品处理、给样方案、试验方法及观察指标。

3.4.7.2

试验系统　test system

用于试验的动物、微生物、细胞和亚细胞以及其他生物、化学、物理系统。

3.4.7.3

试验项目负责人　study director;SD

对非临床健康和环境安全试验的实施和管理负全面责任的人员。

3.4.7.4

质量保证　quality assurance programme;QA

独立于试验研究,旨在保证试验机构遵循良好实验室规范准则的体系(包括人员)。

4　卫生检测相关专业

4.1　食品安全

4.1.1　食品

4.1.1.1

食品　food

各种供人食用或饮用的成品和原料以及按照传统既是食品又是药品的物品,但不包括以治疗为目的的物品。

4.1.1.2

动物性食品　animal food

动物体及其产物的可食部分,或以其为原料的加工制品。

[GB/T 15091—1994,2.1.1]

4.1.1.3

植物性食品　plant food

可食植物的根、茎、叶、花、果、籽、皮、汁,以及食用菌和藻类,或以其为主要原料的加工制品。

[GB/T 15091—1994,2.1.2]

4.1.1.4

有机产品(食品)　organic food

来自有机农业生产体系,根据有机农业生产的规范生产加工,并经独立的认证机构认证的农产品及其加工产品等。

注:改写GB/T 19630.1—2011定义3.1、3.2。

4.1.1.5

绿色食品　green food

产自优良生态环境、按照绿色食品标准生产、实行全程质量控制并获得绿色食品标志使用权的安全、优质食用农产品及相关产品。

4.1.1.6

新资源食品　novel food

在我国无食用习惯的动物、植物和微生物，从动物、植物、微生物中分离的在我国无食用习惯的食品原料，在食品加工过程中使用的微生物新品种，因采用新工艺生产导致原有成分或者结构发生改变的食品原料。

4.1.1.7

保健（功能）食品　health（functional）food

具有一般食品的共性，能调节人体的机能，适于特定人群食用，但不以治疗疾病为目的，且对人体不产生任何急性、亚急性或慢性危害的食品。

4.1.1.8

保健食品的原料　health food raw materials

与保健食品功能相关的初始物料。

4.1.1.9

保健食品的辅料　health food accessories

生产保健食品时所用的赋形剂及其他附加物料。

4.1.1.10

配料　batching

在制造或加工食品时使用的，并存在（包括以改性的形式存在）于产品中的任何物质，包括食品添加剂。

[GB 7718—2011,2.3]

4.1.1.11

较大婴儿和幼儿配方食品　older infants and young children formula

以乳类及乳蛋白制品和（或）大豆及大豆蛋白制品为主要原料，加入适量的维生素、矿物质和（或）其他辅料，仅用物理方法生产加工制成的液态或粉状产品，适用于较大婴儿和幼儿食用，其营养成分能满足正常较大婴儿和幼儿的部分营养需要。

[GB 10767—2010,3.3]

4.1.1.12

婴幼儿谷类辅助食品　cereal-based complementary foods for infants and young children

以一种或多种谷物（如：小麦、大米、大麦、燕麦、黑麦、玉米等）为主要原料，且谷物占干物质组成的 25％ 以上，添加适量的营养强化剂和（或）其他辅料，经加工制成的适于 6 月龄以上婴儿和幼儿食用的辅助食品。

[GB 10769—2010,3.3]

4.1.1.13

婴幼儿罐装辅助食品　canned complementary foods for infants and young children

食品原料经处理、灌装、密封、杀菌或无菌灌装后达到商业无菌，可在常温下保存的适于 6 月龄以上婴幼儿食用的食品。

[GB 10770—2010,3.3]

4.1.1.14

乳基婴儿配方食品 milk-based infant formula

以乳类及乳蛋白制品为主要原料,加入适量的维生素、矿物质和(或)其他成分,仅用物理方法生产加工制成的液态或粉状产品。适于正常婴儿食用,其能量和营养成分能够满足 0～6 月龄婴儿的正常营养需要。

[GB 10765—2010,3.2.1]

4.1.1.15

豆基婴儿配方食品 soy-based infant formula

以大豆及大豆蛋白制品为主要原料,加入适量的维生素、矿物质和(或)其他成分,仅用物理方法生产加工制成的液态或粉状产品。适于正常婴儿食用,其能量和营养成分能够满足 0～6 月龄婴儿的正常营养需要。

[GB 10765—2010,3.2.2]

4.1.1.16

特殊医学用途婴儿配方食品 infant formula for special medical purposes

针对患有特殊紊乱、疾病或医疗状况等特殊医学状况婴儿的营养需求而设计制成的粉状或液态配方食品。在医生或临床营养师的指导下,单独食用或与其他食物配合食用时,其能量和营养成分能够满足 0～6 月龄特殊医学状况婴儿的生长发育需求。

[GB 25596—2010,3.2]

4.1.1.17

特殊膳食用食品 food for special dietary uses

为满足特殊的身体和生理状态和(或)满足疾病、紊乱等状态下的特殊膳食需求,专门加工或配方的食品。

[GB 14880—2012,2.4]

4.1.1.18

转基因食品 genetically modified foods;GMF

利用基因工程技术改良的动物、植物和微生物所制造或生产的食品、食品原料及食品添加剂。包括:转基因动植物、微生物产品,转基因动植物、微生物直接加工品,以转基因动植物、微生物或其直接加工品为原料生产的食品和食品添加剂。

4.1.1.19

转基因生物 genetically modified organisms;GMO

利用基因工程技术改变基因组构成的生物。包括转基因植物、动物和微生物。

[NY/T 672—2003,3.1.1]

4.1.1.20

辐照食品 irradiated foods

用 ^{60}Co、^{137}Cr 产生的 γ 射线或电子加速器产生的低于 10MeV 电子束辐照加工处理的食品,包括辐照处理的食品原料、半成品。

4. 1. 1. 21

预包装食品 prepackaged foods

预先定量包装或者制作在包装材料和容器中的食品,包括预先定量包装以及预先定量制作在包装材料和容器中并且在一定量限范围内具有统一的质量或体积标识的食品。

[GB 7718—2011,2.1]

4. 1. 1. 22

散装食品 bulk food

无预包装的食品、食品原料及加工半成品,但不包括新鲜果蔬,以及需清洗后加工的原粮、鲜冻畜禽产品和水产品等。

4. 1. 1. 23

糕点 pastry

以粮食、食糖、油脂、蛋品为主要原料,经调制、成型、熟化等工序制成的食品。

[GB/T 15091—1994,3.13]

4. 1. 1. 24

食用植物油 edible vegetable oil

以植物油料或植物原油为原料制成的食用植物油脂。即从植物种子、果肉及其他部分提取所得的脂肪脂,以脂肪酸甘油酯为主体,包含其他多种组分的混合物,如游离脂肪酸、磷脂、植物甾醇、油溶性维生素、色素、氧化产物、微量金属、水分等。

[GB 2716—2005,3.2]

4. 1. 1. 25

精炼食用植物油 refined edible vegetable oil

以菜籽、大豆、花生等植物油,经脱胶、脱酸、脱色、脱臭等工序精制而成的高级食用精炼油。

4. 1. 1. 26

食用氢化油 edible hydrogenated oils

以食用植物油,经氢化和精炼处理后制得的食品工业用原料油。其制品有起酥油、代可可脂、人造奶油等。

[GB 17402—2003,3.1]

4. 1. 1. 27

色拉油 salad oil

以菜籽、大豆、花生、棉籽、玉米胚芽等毛油,经脱胶、脱酸、脱色、脱臭等工序精制而成的高级食用色拉油。

4. 1. 1. 28

食用油脂 edible oil and fat

可食用的甘油三脂肪酸酯的统称,分为动物油脂和植物油脂。

[GB/T 15091—1994,3.4]

4. 1. 1. 29

糖果 candy

以白砂糖、淀粉糖浆(或其他食糖)、糖醇或允许使用的其他甜味剂为主要原料,经相关工艺制成的固态、半固态或液态甜味食品。

[SB/T 10346—2008,2.1]

4.1.1.30

食糖　sugar

用甘蔗或甜菜制成的砂糖或绵白糖;食品工业用糖还有淀粉糖浆、饴糖、葡萄糖、乳糖等。

[SB/T 10346—2008,2.2]

4.1.1.31

淀粉糖　starch sugar

以淀粉的原料,经酶法或酸法水解制成的液体淀粉糖、粉状(和结晶)淀粉糖。

注:改写 SB/T 10346—2008 定义 2.3。

4.1.1.32

胶基糖果　candy gum

以白砂糖(或甜味剂)和胶基物质为主料制成的可咀嚼或可吹泡的糖果。

4.1.1.33

巧克力　chocolate

以可可制品(可可脂、可可块或可可液块/巧克力浆、可可油饼、可可粉)、白砂糖和(或)甜味剂为主要原料,添加或不添加乳制品、食品添加剂,经特定工艺制成的在常温下保持固体或半固体状态的食品。

4.1.1.34

代可可脂巧克力　alternate cocoa butter chocolate

以白砂糖和(或)甜味剂、代可可脂等为主要原料(按原始配料计算,代可可脂添加量超过5%),添加或不添加可可制品(可可脂、可可块或可可液块/巧克力浆、可可油饼、可可粉)、乳制品及食品添加剂,经特定工艺制成的在常温下保持固体或半固体状态,并具有巧克力风味和性状的食品。

4.1.1.35

方便食品　convenience food

用工业化加工方式,制成便于流通、安全、卫生的即食或部分预制食品。

[GB/T 15091—1994,2.1.12]

4.1.1.36

方便面　instant noodles

以面粉等为主要原料,添加食盐或食品添加剂等,加适量水调制、压延、成型,经食用油脂煎炸、脱水制成的油炸方便面,或经速冻、微波、真空和热风等方法干燥制成的非油炸方便面。

注:改写 GB 17400—2003 定义 3.1、3.2。

4.1.1.37

膨化食品　puffed food;extruded food

以谷物、豆类、薯类为主要原料,采用膨化工艺制成体积明显增大,具有一定膨化度的一类酥脆食品。膨化食品按生产工艺分为油炸型膨化食品和非油炸型膨化食品。

[GB 17401—2003,3.1]

4.1.1.38

蜂蜜 honey

蜜蜂采集植物的花蜜、分泌物或蜜露,与自身分泌物混合后,经充分酿造而成的天然甜物质。

[GB 14963—2011,2]

4.1.1.39

罐藏食品 canned food

罐头食品

将原料或半成品加工处理后装入金属罐、玻璃瓶或软包装容器中,经排气、密封、加热杀菌、冷却等工序,制成的商业无菌食品。

[GB/T 15091—1994,2.1.11]

4.1.1.40

肉制品 meat product

以畜禽的可食部分为主要原料,经调味加工制成的熟肉制成品或半成品。如香肠、火腿、培根、酱卤肉、烧烤肉等。

4.1.1.41

水产品 aquatic products

以可食用的水生动植物(鱼、虾、贝、藻类等)为主要原料,加工制成的食品。

[GB/T 15091—1994,3.7]

4.1.1.42

蜜饯 confection

以水果为主要原料,经糖(蜜)熬煮或浸渍,添加(或不添加)食品添加剂,或略干燥处理,制成带有湿润糖液面或浸渍在浓糖液面中的湿态制品。

[GB 14884—2003,3.1]

4.1.1.43

话化(梅) plum

以水果为主要原料,经腌制,添加食品添加剂,加或不加糖,加或不加甘草制成的干态制品。

[GB 14884—2003,3.4]

4.1.1.44

凉果 preserved fruit

以果蔬为主要原料,经或不经糖熬煮、浸渍或腌制,添加或不添加食品添加剂等,经不同处理后制成的具有浓郁香味的干态制品。

[GB 14884—2003,3.2]

4.1.1.45

果脯 preserved fruit

以果蔬类为原料,经或不经糖熬煮或浸渍,可加入食品添加剂为辅助原料制成的表面不粘不燥、有透明感、无糖霜析出的干态制品。

[GB 14884—2003,3.3]

4.1.1.46

果丹（饼）　if pan（cake）

以果蔬为主要原料,经糖熬煮、浸渍或盐腌,干燥后磨碎,成形后制成各种形态的干态制品。

[GB 14884—2003,3.5]

4.1.1.47

果糕　fruit cake

以果蔬为主要原料,经磨碎或打浆,加入糖类和（或）食品添加剂后制成的各种形态的糕状制品。

[GB 14884—2003,3.6]

4.1.1.48

果冻　Jelly

以食用胶和食糖等为原料,经煮胶、调配、灌装、杀菌等工序加工而成的胶冻食品。

4.1.1.49

干果食品　dried food

以新鲜桂圆、荔枝、葡萄、柿子为原料,经晾晒等干燥工艺加工制成的干果食品。

4.1.1.50

烘炒食品　roasted food

以果蔬籽、果仁、坚果等为主要原料,添加（或不添加）辅料,经炒制或烘烤而成的食品。

4.1.1.51

蛋制品　egg product

以禽蛋为原料加工制成的各种制品。

[GB/T 15091—1994,3.12]

4.1.1.52

生乳　raw milk

从符合国家有关要求的健康奶畜乳房中挤出的无任何成分改变的常乳。产犊后七天的初乳、应用抗生素期间和休药期间的乳汁、变质乳不应用作生乳。

[GB 19301—2010,3.1]

4.1.1.53

巴氏杀菌乳　pasteurized milk

仅以生牛（羊）乳为原料,经巴氏杀菌等工序制得的液体产品。

[GB 19645—2010,3.1]

4.1.1.54

超高温灭菌乳　ultra high-temperature milk

以生牛（羊）乳为原料,添加或不添加复原乳,在连续流动的状态下,加热到至少 132 ℃并保持很短时间的灭菌,再经无菌灌装等工序制成的液体产品。

[GB 25190—2010,3.1]

4.1.1.55

保持灭菌乳 retort sterilized milk

以生牛(羊)乳为原料,添加或不添加复原乳,无论是否经过预热处理,在灌装并密封之后经灭菌等工序制成的液体产品。

[GB 25190—2010,3.2]

4.1.1.56

调制乳 modified milk

以不低于80％的生牛(羊)乳或复原乳为主要原料,添加其他原料或食品添加剂或营养强化剂,采用适当的杀菌或灭菌等工艺制成的液体产品。

[GB 25191—2010,3.1]

4.1.1.57

乳粉 milk powder

以生牛(羊)乳为原料,经加工制成的粉状产品。

[GB 19644—2010,3.1]

4.1.1.58

调制乳粉 formulated milk powder

以生牛(羊)乳或及其加工制品为主要原料,添加其他原料,添加或不添加食品添加剂和营养强化剂,经加工制成的乳固体含量不低于70％的粉状产品。

[GB 19644—2010,3.2]

4.1.1.59

乳清 whey

以生(鲜)乳为原料,采用凝乳酶、酸化或膜过滤等方式生产奶酪、酪蛋白及其他类似制品时,将凝乳块分离后而得到的液体。

[GB 11674—2010,3.1]

4.1.1.60

乳清粉 whey powder

以乳清为原料,经干燥制成的粉末状产品。

[GB 11674—2010,3.2]

4.1.1.61

脱盐乳清粉 demineralized whey powder

以乳清为原料,经脱盐、干燥制成的粉末状产品。

[GB 11674—2010,3.2.1]

4.1.1.62

非脱盐乳清粉 non-demineralized whey powder

以乳清为原料,不经脱盐,经干燥制成的粉末状产品。

[GB 11674—2010,3.2.2]

4.1.1.63

乳清蛋白粉 whey protein powder

以乳清为原料,经分离、浓缩、干燥等工艺制成的蛋白含量不低于25％的粉末状产品。

[GB 11674—2010,3.3]

4.1.1.64

稀奶油 cream

以乳为原料,分离出的含脂肪的部分,添加或不添加其他原料、食品添加剂和营养强化剂,经加工制成的脂肪含量 10.0%～80.0%的产品。

[GB 19646—2010,3.1]

4.1.1.65

奶油（黄油） butter

以乳和(或)稀奶油(经发酵或不发酵)为原料,添加或不添加其他原料、食品添加剂和营养强化剂,经加工制成的脂肪含量不小于 80.0%产品。

[GB 19646—2010,3.2]

4.1.1.66

无水奶油（无水黄油） anhydrous milkfat

以乳和(或)奶油或稀奶油(经发酵或不发酵)为原料,添加或不添加食品添加剂和营养强化剂,经加工制成的脂肪含量不小于 99.8%的产品。

[GB 19646—2010,3.3]

4.1.1.67

人造奶油 margarine

以氢化后的精炼食用植物油为主要原料,添加水和其他辅料,经乳化、急冷而制成的具有天然奶油特色的可塑性制品,可供直接食用或加工食品。

4.1.1.68

干酪 cheese

以乳为原料,经杀菌、凝乳(发酵或不发酵)等工艺制成的干酪产品。按非脂成分中的水分含量分为软质、半硬质、硬质、特硬质干酪。按脂肪含量分为高脂、全脂、中脂、部分脱脂和脱脂干酪。

4.1.1.69

成熟干酪 ripened cheese

生产后不能马上使(食)用,应在一定温度下储存一定时间,以通过生化和物理变化产生该类干酪特性的干酪。

[GB 5420—2010,3.1.1]

4.1.1.70

霉菌成熟干酪 mould ripened cheese

主要通过干酪内部和(或)表面的特征霉菌生长而促进其成熟的干酪。

[GB 5420—2010,3.1.2]

4.1.1.71

未成熟干酪 unripened cheese

生产后不久即可使(食)用的干酪。

[GB 5420—2010,3.1.3]

4.1.1.72

再制干酪 processed cheese

以干酪(比例大于15%)为主要原料,加入乳化盐,添加或不添加其他原料,经加热、搅拌、乳化等工艺制成的产品。

[GB 25192—2010,3.1]

4.1.1.73

淡炼乳 evaporated milk

以生(鲜)乳和(或)乳制品为原料,添加或不添加食品添加剂和营养强化剂,经加工制成的粘稠状产品。

[GB 13102—2010,3.1]

4.1.1.74

加糖炼乳 sweetened condensed milk

以生(鲜)乳和(或)乳制品、食糖为原料,添加或不添加食品添加剂和营养强化剂,经加工制成的黏稠状产品。

[GB 13102—2010,3.2]

4.1.1.75

调制炼乳 formulated condensed milk

以生(鲜)乳和(或)乳制品为主料,添加或不添加食糖、食品添加剂和营养强化剂,添加辅料,经加工制成的粘稠状产品。

[GB 13102—2010,3.3]

4.1.1.76

发酵乳 fermented milk

以生(鲜)牛(羊)乳或乳粉为原料,经杀菌、发酵后制成的 pH 降低的产品。

[GB 19302—2010,3.1]

4.1.1.77

酸乳 yoghurt

以生(鲜)牛(羊)乳或乳粉为原料,经杀菌、接种嗜热链球菌和保加利亚乳杆菌(德氏乳杆菌保加利亚亚种)发酵制成的产品。

[GB 19302—2010,3.1.1]

4.1.1.78

风味发酵乳 flavored fermented milk

以80%以上生(鲜)牛(羊)乳或乳粉为原料,添加其他原料,经杀菌、发酵后 pH 降低,发酵前或后添加或不添加食品添加剂、营养强化剂、果蔬、谷物等制成的产品。

[GB 19302—2010,3.2]

4.1.1.79

风味酸乳 flavored yoghurt

以80%以上生(鲜)牛(羊)乳或乳粉为原料,添加其他原料,经杀菌、接种嗜热链球菌和保加利亚乳杆菌(德氏乳杆菌保加利亚亚种)发酵前或后添加或不添加食品添加剂、营养强化剂、果蔬、谷物等制成的产品。

[GB 19302—2010,3.2.1]

4.1.1.80

含乳饮料   milk drinks

以生(鲜)乳或乳制品为原料,加入水及适量辅料经配制或发酵而制成的饮料制品。也称乳(奶)饮料、乳(奶)饮品。

[GB/T 21732—2008,3.1]

4.1.1.81

乳制品   dairy product

以牛乳(奶)、羊乳(奶)等为主要原料加工制成的各种制品。

[GB/T 15091—1994,3.6]

4.1.1.82

冷冻饮品   frozen drinks

以饮用水、甜味剂、乳品、果品、豆品、食用油等为主要原料,加入适量的香精、着色剂、稳定剂、乳化剂等食品添加剂,经配料、灭菌、凝冻而制成的冷冻固态饮品。

[GB 2759.1—2003,3.1]

4.1.1.83

无酒精饮料   non-alcoholic drinks

无醇饮料   non-alcoholic drinks

软饮料   soft drinks

乙醇含量(体积分数)低于0.5%的饮料。包括:碳酸饮料、果汁饮料、蔬菜汁饮料、乳饮料、植物蛋白饮料、饮用天然矿泉水、固体饮料和其他饮料等八类。

[GB/T 15091—1994,3.18]

4.1.1.84

碳酸饮料   carbonated drinks

在一定条件下充入二氧化碳气的制品。不包括由发酵法自身产生的二氧化碳气的饮料。成品中二氧化碳气的含量(20 ℃时体积倍数)不低于2.0倍。

[GB 2759.2—2003,3.1]

4.1.1.85

固体饮料   solid beverage

以果汁、动植物蛋白、植物提取物等原料制成的产品,水分不高于5.0 g/100 g的固体饮料。

4.1.1.86

蛋白型固体饮料   protein solid beverage

以乳及乳制品、蛋及蛋制品等其他动植物蛋白等为主要原料,添加或不添加辅料制成的、蛋白质含量大于或等于4%的制品。

[GB 7101—2003,3.1]

4.1.1.87

普通型固体饮料   ordinary solid beverage

以果汁或经烘烤的咖啡、茶叶、菊花、茅根等植物提取物为主要原料,添加或不添加其他辅料制成的、蛋白质低于4%的制品。

[GB 7101—2003,3.2]

4.1.1.88

乳酸菌饮料　lactic acid bacteria beverage

以生(鲜)奶或奶粉或辅以植物蛋白等为原料,经乳酸菌发酵加工制成的具有相应风味的未杀菌或杀菌饮料。

4.1.1.89

未杀菌型乳酸饮料　the unsterilized type lactic acid drinks

产品经乳酸菌发酵、调配后不经杀菌制成的产品。

[GB 16321—2003,3.1]

4.1.1.90

杀菌型乳酸饮料　sterilization lactic acid drinks

产品经乳酸菌发酵、调配后再经杀菌制成的产品。

[GB 16321—2003,3.2]

4.1.1.91

植物蛋白饮料　plant protein drinks

以植物果仁、果肉及大豆原料(如大豆、花生、杏仁、核桃仁、椰子等),经加工、调配后,再经高压杀菌或无菌包装制得的乳状饮料。如豆乳饮料、椰子乳(汁)饮料、杏仁乳(露)饮料等。

4.1.1.92

果蔬汁饮料　fruit and vegetable juices

以水果、蔬菜或其浓缩果、蔬汁(浆)为原料加工制成的汁液,可加入其他的辅料,经相应工艺制成的可直接饮用的饮料。

4.1.1.93

低温复原果汁　low temperature recovery juice

在0 ℃～10 ℃的温度条件下,在浓缩果汁(浆)中,加入该果汁(浆)浓缩时失去天然水分等量的水,制成的具有原水果果肉的色泽、风味和含一定量可溶性固形物的制品,该制品不经加热工序,成品贮存于0 ℃～4 ℃温度条件下可直接饮用的果汁。

[GB 19297—2003,3.1]

4.1.1.94

茶饮料　tea drinks

用茶叶的水提取液或其浓缩液、速溶茶粉为原料经过滤、澄清等工艺制成的茶汤,可在茶汤中加入果汁、乳及乳制品、二氧化碳等调制加工而成的饮料。

[GB 19296—2003,3.1]

4.1.1.95

茶　tea

用茶树鲜叶加工制成,含有咖啡碱、茶碱、茶多酚、茶氨酸等物质的饮用品。

[GB/T 15091—1994,3.19]

4.1.1.96

饮料酒　alcoholic drink

乙醇含量(体积分数)在 $0.5\%\sim65.5\%$ 的饮料。包括各种发酵酒、蒸馏酒及配制酒。

[GB/T 15091—1994,3.17]

4.1.1.97

蒸馏酒　distilled spirits

以粮谷、薯类、水果、乳类等为主要原料,经发酵、蒸馏、勾兑而制得的饮料酒。

[GB 2757—2012,2.1]

4.1.1.98

蒸馏酒的配制酒　distilled liquor mixed wines

以蒸馏酒和(或)食用酒精为酒基,加入可使用的辅料或食品添加剂,进行调配、混合或再加工而制成的,已改变了其原酒基风格的饮料酒。

[GB 2757—2012,2.2]

4.1.1.99

发酵酒　fermented wine

以粮谷、水果、乳类等为主要原料,经发酵或部分发酵酿制而成的饮料酒。

[GB 2758—2012,2.1]

4.1.1.100

发酵酒的配制酒　the preparation of wine fermented wine

以发酵酒为酒基,加入可食用的辅料或食品添加剂,进行调配、混合或加工制成的,已改变了其原酒基风格的饮料酒。

[GB 2758—2012,2.2]

4.1.1.101

瓶(桶)装饮用纯净水　bottles(barrels)drinking water

以符合生活饮用水卫生标准的水为原料,通过电渗析法、离子交换法、反渗透法、蒸馏法及其他适当的加工方法制得的,密封于容器中且不含任何添加物可直接饮用的水。

[GB 17324—2003,3.1]

4.1.1.102

饮用天然矿泉水　drinking natural mineral water

从地下深处自然涌出的或经钻井采采的,含有一定量的矿物质、微量元素或其他成分,在一定区域未受污染并采取预防措施避免污染的水;在通常情况下,其化学成分、流量、水温等动态指标在天然周期波动范围内相对稳定。

[GB 8537—2008,3.1]

4.1.1.103

调味品　condiment

在食品加工及烹调过程中广泛使用的,用以去腥、除膻、解腻、增香、调配滋味和气味的一类辅助食品。如酱油、食醋、味精、香辛料等。

[GB/T 15091—1994,3.15]

4.1.1.104

食盐 salt

以氯化钠为主要成分,用于烹调、调味、腌制的盐。分为精制盐、粉碎洗涤盐、普通盐及各种调味盐等。

[GB/T 15091—1994,3.16]

4.1.1.105

酱油 soy sauce

以富含蛋白质的豆类和富含淀粉的谷类及其副产品为主要原料,在微生物酶的催化作用下分解制成并经浸滤提取的调味汁液。酱油按生产工艺分为酿造酱油和配制酱油,按食用方法分为烹调酱油和餐桌酱油。

[GB 2717—2003,3.1]

4.1.1.106

食醋 vinegar

以粮食、果实、酒类等含有淀粉、糖类、酒精的原料,经微生物酿造而成的一种液体酸性调味品。食醋按生产工艺分为酿造食醋和配制食醋。

注1:酿造食醋是单独或混合使用各种含有淀粉、糖的物料或酒精,经微生物发酵酿造而成的液体调味品。

注2:配制食醋是以酿造食醋为主体,与食品级冰乙酸、食品添加剂等混合而成的调味食醋。

[GB 2719—2003,3.1]

4.1.1.107

味精 monosodium glutamate

以碳水化合物(淀粉、大米、糖蜜等糖质)为原料,经微生物(谷氨酸棒杆菌等)发酵、提取、中和、结晶,制成的具有特殊鲜味的白色结晶或粉末。谷氨酸钠含量不小于80.0%。

[GB 2720—2003,3.1]

4.1.1.108

酸水解植物蛋白调味液 hydrolyzed vegetable protein seasoning

以含有食用植物蛋白的脱脂大豆、花生粕、小麦蛋白或玉米蛋白为原料,经盐酸水解、碱中和制成的液体鲜味调味品。

[SB 10338—2000,3.1]

4.1.1.109

速冻面米制品 frozen pastry products

以小麦粉、大米、杂粮等谷物为主要原料,或同时配以肉、禽、蛋、水产品、蔬菜、果料、糖、油、调味品等单一或多种配料为馅料,经加工成型(或熟制)、速冻而成的食品。

[GB 19295—2011,2.1]

4.1.1.110

纯麦片 oatmeal

单以燕麦、大麦、小麦、荞麦等麦类为原料,经粉碎(或不粉碎)、熟化、压片成型、干燥等工艺制成的即食或加热食用的可冲调性定型包装食品。

[GB 19640—2005,3.1]

4.1.1.111

混合型麦片 mixed cereals

以燕麦、大麦、小麦、荞麦、玉米、大米等谷类为原料,添加(或不添加)奶、植脂末、糖等辅料,经粉碎、熟化、压片、干燥等工艺制成的即食可冲调性定型包装食品。

[GB 19640—2005,3.2]

4.1.2 食品添加剂

4.1.2.1

食品添加剂 food additives

为改善食品品质和色、香、味,以及为防腐、保鲜和加工工艺的需要而加入食品中的人工合成或者天然物质。营养强化剂、食品用香料、胶基糖果中基础剂物质、食品工业用加工助剂也包括在内。

[GB 2760—2011,2.1]

4.1.2.2

营养强化剂 nutrition enhancer

为了增加食品的营养成分(价值)而加入到食品中的天然或人工合成的营养素和其他营养成分。

[GB 14880—2012,2.1]

4.1.2.3

酸度调节剂 acidity regulator

用以维持或改变食品酸碱度的物质。可以是有机酸或无机酸、碱、中和剂或缓冲剂。

[GB 2760—2011,附录 E.1]

4.1.2.4

抗结剂 anticaking agents

用于防止颗粒或粉状食品聚集结块,保持其松散或自由流动的物质。

[GB 2760—2011,附录 E.2]

4.1.2.5

消泡剂 defoamer

在食品加工过程中降低表面张力,消除泡沫的物质。

[GB 2760—2011,附录 E.3]

4.1.2.6

抗氧化剂 antioxidant

能防止或延缓油脂或食品成分氧化分解、变质,提高食品稳定性的物质。

[GB 2760—2011,附录 E.4]

4.1.2.7

漂白剂 bleaches

能够破坏、抑制食品的发色因素,使其褪色或使食品免于褐变的物质。

[GB 2760—2011,附录 E.5]

4.1.2.8

膨松剂 leavening agents

在食品加工过程中加入的,能使产品发起形成致密多孔组织,从而使制品具有膨松、柔软或酥脆的物质。

[GB 2760—2011,附录 E.6]

4.1.2.9

胶基糖果中基础剂物质 chewing gum base

赋予胶基糖果起泡、增塑、耐咀嚼等作用的物质。

[GB 2760—2011,附录 E.7]

4.1.2.10

着色剂 colorant

使食品赋予色泽和改善食品色泽的物质。

[GB 2760—2011,附录 E.8]

4.1.2.11

护色剂 color fixatives

能与肉及肉制品中呈色物质作用,使之在食品加工、保藏等过程中不致分解、破坏,呈现良好色泽的物质。

[GB 2760—2011,附录 E.9]

4.1.2.12

乳化剂 emulsifiers

能改善乳化体中各种构成相之间的表面张力,形成均匀分散体或乳化体的物质。

[GB 2760—2011,附录 E.10]

4.1.2.13

酶制剂 enzyme preparation

由动物或植物的可食或非可食部分直接提取,或由传统或通过基因修饰的微生物(包括但不限于细菌、放线菌、真菌菌种)发酵、提取制得,用于食品加工,具有特殊催化功能的生物制品。

[GB 2760—2011,附录 E.11]

4.1.2.14

增味剂 flavor enhancer

补充或增强食品原有风味的物质。

[GB 2760—2011,附录 E.12]

4.1.2.15

面粉处理剂 flour treatment agent

促进面粉的熟化和提高制品质量的物质。

[GB 2760—2011,附录 E.13]

4.1.2.16

被膜剂 coating agents

涂抹于食品外表,起保质、保鲜、上光、防止水分蒸发等作用的物质。

[GB 2760—2011,附录 E.14]

4.1.2.17

水分保持剂 **moisture retaining agent**

有助于保持食品中水分而加入的物质。

[GB 2760—2011,附录 E.15]

4.1.2.18

增稠剂 **thickeners**

可以提高食品的黏稠度或形成凝胶,从而改变食品的物理性状、赋予食品黏润、适宜的口感,并兼有乳化、稳定或使呈悬浮状态作用的物质。

[GB 2760—2011,附录 E.20]

4.1.2.19

稳定剂和凝固剂 **stabilizers and coagulants**

使食品结构稳定或使食品组织结构不变,增强黏性固形物的物质。

[GB 2760—2011,附录 E.18]

4.1.2.20

甜味剂 **sweeteners**

赋予食品以甜味的物质。

[GB 2760—2011,附录 E.19]

4.1.2.21

防腐剂 **preservatives**

防止食品腐败变质、延长食品储存期的物质。

[GB 2760—2011,附录 E.17]

4.1.2.22

食品用香料 **food with spices**

能够用于调配食品香精,并使食品增香的物质。

[GB 2760—2011,附录 E.21]

4.1.2.23

食品工业用加工助剂 **food industry processing aids**

保证食品加工能顺利进行的各种物质,与食品本身无关。如助滤、澄清、吸附、脱模、脱色、脱皮、提取溶剂、发酵用营养物质等。

[GB 2760—2011,2.4]

4.1.3 食品相关产品

4.1.3.1

食品相关产品 **food-related products**

用于食品的包装材料、容器、洗涤剂、消毒剂和用于食品生产经营的工具、设备的总称。

4.1.3.2

食品相关产品新品种 **new varieties of food-related products**

用于食品包装材料、容器、洗涤剂、消毒剂和用于食品生产经营的工具、设备的新材料、新原料或新添加剂。

4.1.3.3

食品的包装材料和容器　food packaging materials and containers

包装、盛放食品或者食品添加剂用的纸、竹、木、金属、搪瓷、陶瓷、塑料、橡胶、天然纤维、化学纤维、玻璃等制品和直接接触食品或者食品添加剂的涂料。

4.1.3.4

食品生产经营的工具、设备　food production and operation of tools,equipment

在食品或食品添加剂生产、流通、使用过程中直接接触食品或者食品添加剂的机械、管道、传送带、容器、用具、餐具等。

4.1.3.5

食品的洗涤剂、消毒剂　food detergents,disinfectants

直接用于洗涤或者消毒食品、餐饮具以及直接接触食品的工具、设备或食品包装材料和容器的物质。

4.1.3.6

食品用具　food utensils

用于食品加工的炒菜勺、切菜砧板以及餐具,如匙、筷、刀、叉等。

[GB/T 5009.156—2003,2.1]

4.1.3.7

食品用自粘保鲜膜　cling wrap film for keeping fresh of food

用于包装食品时,具有自粘功能和食品保鲜或保洁功能的一类薄膜。按生产原料及工艺不同分为聚乙烯(PE)自粘保鲜膜、聚氯乙烯(PVC)自粘保鲜膜、聚偏二氯乙烯(PVDC)自粘保鲜膜和多层共挤自粘保鲜膜。

[GB 10457—2009,3.1]

4.1.3.8

保鲜包装　fresh keeping packaging

经过杀菌的液体食品包装、封闭在经过或未经过杀菌的容器中,用低温冷藏方法保持液体食品的新鲜和卫生的包装。

4.1.3.9

软包装　flexible package

充填或取出内装物后,容器形状可发生变化的定形包装。其材料一般为纸、塑料薄膜、纤维制品、铝箔及其复合材料等。

[GB/T 15091—1994,2.13]

4.1.3.10

硬包装　rigid package

充填或取出内装物后,容器形状基本不发生变化的定型包装。其材料一般为金属、陶瓷、玻璃、纸箱、硬质塑料等。

[GB/T 15091—1994,2.14]

4.1.3.11

食品容器、包装材料用添加剂　additives use for food containers and packaging materials

在食品容器、包装材料生产过程中,为满足预期用途,所添加的有助于改善其品质、特性或辅助改善品质、特性的物质。也包括在食品容器、包装材料生产过程中,所添加的为促进生产过程的顺利进行,而不是为了改善终产品品质、特性的加工助剂。

[GB 9685—2008,2.2]

4.1.4　检验项目

4.1.4.1

水分　moisture

食品中所含水的质量占食品总质量的百分率。水在食品中的存在形式分为游离水和结合水。

[GB/T 15091—1994,5.16]

4.1.4.2

水分活度　water activity

水活性

食品中水溶液的蒸气压与同温度下纯水蒸气压的比值。

[GB/T 15091—1994,5.17]

4.1.4.3

干燥失重　loss on drying

在限定温度条件下,限量聚合物表面的吸附水以及其他易挥发的低分子化合物的总量。

4.1.4.4

蒸发残渣　evaporation residue

食品包装材料接触模拟食品的浸泡液,从聚合物中迁移出来的物质的总量。

4.1.4.5

高锰酸钾消耗量　consumption of potassium permanganate

食品包装材料试样在一定温度下蒸发、灼烧或经规定的溶剂提取后所得的残留物。

4.1.4.6

不溶度指数　insoluility index

在一定温度条件下,将乳粉或乳粉制品复原,离心后所得到沉淀物的体积的毫升数。

[GB 5413.29—2010,2]

4.1.4.7

溶解度　solubility

在一定温度(25 ℃～30 ℃)条件下,100 g乳粉经规定的溶解过程后,全部溶解的质量。

4.1.4.8

营养素　nutrient

食品中具有特定生理作用,能维持机体生长、发育、活动、繁殖以及正常代谢所需的物质。包括蛋白质、脂肪、碳水化合物、无机盐(矿物质)、维生素、水和膳食纤维等。

[GB 14880—2012,2.2]

4.1.4.9

其他营养成分　other nutrients

除营养素以外的具有营养和(或)生理功能的其他食物成分。

[GB 14880—2012,2.3]

4.1.4.10

蛋白质　protein

多种氨基酸组成的长链状高分子化合物。

[GB/T 15091—1994,5.2]

4.1.4.11

粗蛋白质　crude protein

食物中蛋白质与非蛋白质含氮物质之和。用凯式定氮法测得的总氮量,一般乘以 6.25即为粗蛋白质。

[GB/T 15091—1994,5.2.1]

4.1.4.12

氨基酸　amino acid

含有氨基的有机酸,是组成蛋白质的基本单位。

[GB/T 15091—1994,5.6]

4.1.4.13

必需氨基酸　assential amino acid

人体必需但自身不能合成或合成速度不能满足机体需要,必须由食物供给的氨基酸。包括异亮氨酸、亮氨酸、赖氨酸、蛋氨酸、苯丙氨酸、苏氨酸、色氨酸、缬氨酸。

[GB/T 15091—1994,5.6.1]

4.1.4.14

粗脂肪　crude fat

食品中能溶于乙醚或石油醚的物质。除真脂肪外,还包括游离脂肪酸、磷脂类、色素、蜡等。

[GB/T 15091—1994,5.7.1]

4.1.4.15

脂肪酸　fatty acid

有机酸中链状羧酸的总称。与甘油结合形成脂肪。分为饱和脂肪酸和不饱和脂肪酸。

[GB/T 15091—1994,5.8]

4.1.4.16

热量　calorie

热能

食物中碳水化物、脂肪和蛋白质在人体内氧化、代谢时所释放的能量。

[GB/T 15091—1994,5.18]

4.1.4.17

碳水化物　carbohydrate

含醛基或酮基的多羟基碳氢化合物及其缩聚产物和某些衍生物的总称。

[GB/T 15091—1994,5.9]

4.1.4.18

有效碳水化物 effective carbohydrate

除膳食纤维以外的碳水化物。包括单糖、双糖、多糖(淀粉、糖原)等。

[GB/T 15091—1994,5.9.1]

4.1.4.19

总糖 total reducing sugar

碳水化合物被无机酸或酶水解后,能还原裴林试剂的还原物质的总量。

[GB/T 15091—1994,5.34]

4.1.4.20

还原糖 reducing sugar

能直接还原裴林试剂、生成脒的糖类,如单糖(葡萄糖、果糖)、双糖(麦芽糖、乳糖)。

[GB/T 15091—1994,5.35]

4.1.4.21

可溶性大豆多糖 soluble soybean polysaccharide

以大豆或大豆粕为原料,经脱脂、提取、纯化、灭菌、干燥等工艺生产的,由半乳糖、阿拉伯糖、半乳糖酸、鼠李糖、海藻糖、木糖以及葡萄糖等分子通过1,4-糖苷键、1,6-糖苷键相连而成的水溶性多糖类物质,也称为可溶性大豆膳食纤维。

[LS/T 3301—2005,3.1]

4.1.4.22

粗纤维 crude fiber

植物性食品中基本不溶于有机溶剂,也不溶于稀酸、稀碱,且不能被人体消化、分解的物质。由纤维素、半纤维素和木质素组成。

[GB/T 15091—1994,5.9.2]

4.1.4.23

膳食纤维 dietary fiber

植物性食品中含有的一些不能被人体消化酶分解,维持人体健康不可缺少的碳水化物。主要包括纤维素、半纤维素、木质素、果胶、β葡聚糖、菊糖、低聚糖,以及甲壳质等。

[GB/T 15091—1994,5.9.3]

4.1.4.24

固形物 solid content

将食品中的水分排除后余下的全部残留物。含有固、液两相物质的食品中的固体部分,不包括可溶性固形物。

[GB/T 15091—1994,5.19]

4.1.4.25

维生素 vitamin

促进生物生长发育,调节生理功能所必需的一类低分子有机化合物的总称。分为脂溶性维生素和水溶性维生素。

[GB/T 15091—1994,5.12]

4.1.4.26

烟酸 niacin

具有生物化学活性的吡啶-3-羟酸及其衍生物的总称。又名维生素 PP、尼克酸、抗癞皮病因子等,属水溶性维生素。

4.1.4.27

酸度 acidity

通常指食品的酸性程度,或一碱分子中可被取代的羟基数。

[GB/T 15091—1994,5.36]

4.1.4.28

总酸 total acid

食品中未离解的酸和已离解的酸的浓度之和。通常以某种有代表性的酸的百分浓度表示。

[GB/T 15091—1994,5.37]

4.1.4.29

酸价 acid value

酸值

植物油中的游离脂肪酸的计量,用氢氧化钾标准溶液滴定,中和 1 g 有机物质中所含游离脂肪酸所需氢氧化钾的毫克数。

[GB/T 15091—1994,5.39]

4.1.4.30

过氧化值 peroxide value

油脂和脂肪酸等被氧化程度的一种指标,是 100 g 油指中过氧化物的毫摩尔质量。

[GB/T 15091—1994,5.40]

4.1.4.31

羰基价 carbonyl value

油脂在氧化过程中产生的过氧化物,进一步分解为含羰基化合物的聚集量(以 meq/kg 计)。

4.1.4.32

极性组分 polar compound

食用油在煎炸食品的工艺条件下发生劣变,发生了热氧化反应、热聚合反应、热裂解反应和水解反应,产生了比正常植物油分子(甘油三酸酯)极性较大的一些成分,是甘油三酸酯的热氧化产物(含有酮基、羟基、过氧化氢基和羧基的甘油三酸酯)、热聚合产物、热氧化聚合产物、水解产物(游离脂肪酸、一酸甘油酯和二酸甘油酯)的总称。

[GB/T 5009.202—2003,2]

4.1.4.33

挥发性盐基氮 volatile basic nitrogen

动物性食品中由于酶和细菌的作用,在腐败过程中,使蛋白质分解而产生氨以及胺等碱性含氮物质的总称。

4.1.4.34

杂醇油　fusel oil

酒中除甲醇、乙醇以外的高级醇类。包括正丙醇、异丙醇、正丁醇、异丁醇、正戊醇、异戊醇、仲戊醇、己醇、庚醇等。

4.1.4.35

酒精度　alcohol

酒的度数。通常以 20℃时,酒中含乙醇的体积百分比表示。

4.1.4.36

抗生素　antibiotics

抗菌素

生物体(细菌、霉菌或其他微生物)在生命活动中产生的次级代谢产物或人工合成的,能选择性地抑制或影响它种生物机能,甚至杀死它种微生物的化学物质。

[GB/T 15091—1994,5.42]

4.1.4.37

残留物　residue definition

由于使用农药而在食品、农产品和动物饲料中出现的任何特定物质,包括被认为具有毒理学意义的农药衍生物,如农药转化物、代谢物、反应产物及杂质等。

[GB 2763—2014,3.1]

4.1.4.38

兽药残留　residue of veterinary drug

积蓄在畜、禽体内的兽药,导致动物性食品含有的特定物质。如母体化合物、代谢产物,以及与兽药有关的混合物。

[GB/T 15091—1994,5.24]

4.1.4.39

生物毒素　biotoxin

由各种生物(动物、植物、微生物)产生的对其他生物物种有毒害作用的各种化学物质,这种毒素是天然毒素,不可自复制。按来源可分为植物毒素、动物毒素、海洋毒素和微生物毒素。

[《实用生物毒素学》,陈宁庆,中国科学技术出版社,2001]

4.1.4.40

真菌毒素　mycotoxins

真菌在生长繁殖过程中产生的次生有毒代谢产物。

[GB 2761—2011,2.1]

4.1.4.41

灰分　ash

食品经高温(550 ℃～600 ℃)灼烧后的残留物。

[GB/T 15091—1994,5.33]

4.1.4.42

矿物质　mineral matter

维持人体正常生理功能所必需的无机化学元素,如钙、磷、钠、氯、镁、钾、硫、铁、锌等。

[GB/T 15091—1994,5.10]

4.1.4.43

微量元素　trace element

人体必需的,数量级以微克或毫克计的痕量营养元素,如铁、硒、锌、铜、碘、硅、氟等。

[GB/T 15091—1994,5.11]

4.1.4.44

重金属　heavy metal

密度大于 5 g/cm³ 的金属。在 pH 为 3～4 条件下,能与硫化氢起反应生成硫化物沉淀的金属元素和少量非金属元素的总称。

[GB/T 15091—1994,5.21]

4.1.4.45

感官特性　organoleptic attribute

可由感觉器官感知的食品特性。如食品的色泽、滋味和气味、形态、组织等。

[GB/T 15091—1994,5.31.1]

4.1.4.46

商业无菌　commercially sterile

罐头食品经过适度的杀菌后,不含有致病性微生物,也不含有常温下能在其中繁殖的非致病性微生物的状态。

[GB 11671—2003,3.4]

4.1.4.47

微生物指标　microbiological criteria

对某个产品或某个批次产品可接受程度的规定。这个规定基于单位质量、单位体积、单位表面积或每一批次产品中微生物(包括寄生虫)和(或)其代谢产物及毒素检出与否或数量。

[GB/Z 23785—2009,2.16]

4.1.4.48

食品成分　food composition

组成食品的各种物质组分。

[GB/T 15091—1994,2.24]

4.1.4.49

功效成分　functional composition

能通过激活酶的活性或其他途径,调节人体功能的物质。

[GB 16740—1997,3.2]

4.1.4.50

可食用部分　edible portion

食品原料经过机械手段(如谷物碾磨、水果剥皮、坚果去壳、肉去骨、鱼去刺、贝去壳等)去除非食用部分后,所得到的用于食用的部分。

[GB 2761—2011,2.2]

4.1.5 监督与评价

4.1.5.1

食品安全 food safety

食品无毒、无害,符合应当有的营养要求,对人体健康不造成任何急性、亚急性或者慢性危害。

4.1.5.2

食品安全危害 food safety hazard

食品中所含有的对健康有潜在不良影响的生物、化学或物理的因素或食品存在状况。

[GB/T 22000—2006,3.3]

4.1.5.3

食品安全事故 food safety incidents

食物中毒、食源性疾病、食品污染等源于食品,对人体健康有危害或者可能有危害的事故。

4.1.5.4

食品安全目标 food safety objective;FSO

在能提供合理保护水平的情况下,食品在消费时危害的最大允许频率和(或)最大浓度。

[GB/Z 23785—2009,2.14]

4.1.5.5

食物中毒 food poisoning

食用了被有毒有害物质污染的食品或含有毒有害物质的食品后出现的急性、亚急性疾病。

4.1.5.6

食源性疾病 foodborne illness

食品中致病因素进入人体引起的敏感性、中毒性等疾病。

4.1.5.7

食品污染 food contamination

在食品生产、经营过程中可能对人体健康产生危害的物质介入食品的现象。

[GB/T 15091—1994,5.20]

4.1.5.8

生物性污染 biologic contamination

由有害微生物及其毒素、寄生虫及其虫卵、昆虫及其排泄物引起的食品污染。

[GB/T 15091—1994,5.20.1]

4.1.5.9

化学性污染 chemical contamination

由各种有害金属、非金属、有机化合物、无机化合物引起的食品污染。

[GB/T 15091—1994,5.20.2]

4.1.5.10

放射性污染 radioactive contamination

由人工辐射源或开采、冶炼、使用具有放射性物质时引起的食品污染。

[GB/T 15091—1994,5.20.3]

4.1.5.11

食品安全风险评估 food safety risk assessment

对食品、食品添加剂中生物性、化学性和物理性危害对人体健康可能造成的不良影响所进行的科学评估,包括危害识别、危害特征描述、暴露评估、风险特征描述等。

4.1.5.12

食品分析 food analysis

用感官、理化或微生物学等方法,对食品的质量进行观察、测定和试验。

[GB/T 15091—1994,2.25]

4.1.5.13

食品理化检验 food physical and chemical analysis

应用物理学和化学分析技术,对食品的质量要素进行测定、试验、计量,从而判断食品的质量。

[GB/T 15091—1994,5.32]

4.1.5.14

食品微生物学检验 food microbiological analysis

应用微生物学实验技术,检查食品中微生物的生长、繁殖情况。

[GB/T 15091—1994,5.41]

4.1.5.15

食品安全毒理学评价 toxicological evaluation for food safety

通过动物实验及对人体的观察,阐明某一食物中可能含有的某种化合物的毒性及其对人体的潜在危害,以便对人类食用这一食物的安全性做出评价,并为制定预防性措施和制定卫生标准提供理论依据。

[GB/T 15091—1994,5.30]

4.1.5.16

餐饮服务 catering services

通过即时制作加工、商业销售和服务性劳动等,向消费者提供食品和消费场所及设施的服务活动。

4.1.5.17

餐饮服务食品安全监督抽检 catering service food safety supervision and sampling

餐饮服务食品安全监管部门对餐饮服务提供者所使用的食品(含原料、半成品和成品)、食品添加剂、食品相关产品、餐饮服务场所和环境等依法进行抽样和检验的活动。

4.1.5.18

异物 foreign body

正常视力可见的杂物或污染物。

[GB 16869—2005,3.3]

4.1.5.19

食品感官检验 sensory analysis

用人体的感觉器官检查食品的感官特性。也称食品感官评价、食品感官分析、食品感官检查。

[GB/T 15091—1994,5.31]

4.1.5.20

卫生学试验 hygiene test

按照保健食品检验方法对样品的卫生学及其与产品质量有关的指标(除功效成分或标志性成分外)进行的检测。

4.1.5.21

稳定性试验 stability test

按照国家有关部门颁布的或企业提供的检验方法以验证样品的卫生学及其与产品质量有关的指标在保质期内的变化情况的检测。

4.1.5.22

功能学试验 functional science test

按照保健食品功能学评价程序和检验方法以验证保健功能为目的的动物试验和/或人体试食试验。

4.1.5.23

功效成分(或标志性成分)检测 efficacy composition(or iconic ingredients)testing

按照国家有关部门颁布的或企业提供的保健食品功效成分或标志性成分检测方法,对样品的功效成分或标志性成分的含量及其在保质期内的含量变化进行的检测。

4.1.5.24

实质等同 substantial equivalence

若某个新资源食品与传统食品或食品原料或已批准的新资源食品在种属、来源、生物学特征、主要成分、食用部位、使用量、使用范围和应用人群等方面比较大体相同,所采用工艺和质量标准基本一致,可视为它们是同等安全的,具有实质等同性。

4.1.5.25

食品营养 food nutrition

食品中所含的能被人体摄取以维持生命活动的物质及其特性的总称。

[GB/T 15091—1994,2.23]

4.1.5.26

营养价值 nutritional value

食物中各种营养素含量多少及其被机体消化、吸收和利用程度高低的相对指标。

[GB/T 15091—1994,5.15]

4.1.5.27

最大使用量 maximum usage

食品添加剂使用时所允许的最大添加量。

[GB 2760—2011,2.2]

4.1.5.28

最大残留限量　maximum residues limits；MRL

在食品或农产品内部或表面法定允许的农药最大浓度，以每千克食品或农产品中农药残留的毫克数表示（mg/kg）。

[GB 2763—2014,3.2]

4.1.5.29

再残留限量　extraneous maximum residues limits；EMRL

一些持久性农药虽已禁用，但还长期存在环境中，从而再次在食品中形成残留，为控制这类农药残留物对食品的污染而制定其在食品中的残留限量，以每千克食品或农产品中农药残留的毫克数表示（mg/kg）。

[GB 2763—2014,3.3]

4.1.5.30

蛋白质变性　protein denaturation

蛋白质分子受物理因素或化学因素的影响，分子空间结构改变和性质发生变化的现象。

[GB/T 15091—1994,5.4]

4.1.5.31

酸败　rancidity

油脂或食品中所含的脂肪，在贮藏期间受氧气、日光、微生物或酶的作用生成游离脂肪酸，并进一步被氧化、分解引起的变质现象。

[GB/T 15091—1994,5.26]

4.1.5.32

腐败　spoilage

食品中的蛋白质、碳水化物、脂肪被微生物分解导致食品变质，失去可食性的过程。

[GB/T 15091—1994,5.27]

4.1.5.33

霉变　mould

食品受霉菌污染，导致发霉变质的现象。

[GB/T 15091—1994,5.28]

4.1.5.34

褐变　browning

在加工或贮藏食品期间，食品中某些成分起化学反应或因酶的作用，致使食品变为褐色的现象。

[GB/T 15091—1994,5.29]

4.1.5.35

食品标签　food labelling

食品标识

食品包装上的文字、图形、符号及一切说明物，借以显示或说明食品的特征、作用、保存条件与期限、食用人群与食用方法，以及其他有关信息。

[GB 7718—2011,2.2]

4.1.5.36

规格 specification

同一预包装内含有多件预包装食品时,对净含量和内含件数关系的表述。

[GB 7718—2011,2.6]

4.1.5.37

生产日期 date of manufacture

制造日期

食品成为最终产品的日期,也包括包装或灌装日期,即将食品装入(灌入)包装物或容器中,形成最终销售单元的日期。

[GB 7718—2011,2.4]

4.1.5.38

保质期 date of minimum durability

预包装食品在标签指明的贮存条件下,保持品质的期限。

[GB 7718—2011,2.5]

4.1.5.39

食品非法添加物质 food illegally substances added

制作食品时加入了国家法律允许使用的食品添加剂以外的物质,或在农产品种植、养殖、加工、收购、运输中使用违禁药物或其他可能危害人体健康的物质。

4.1.5.40

转基因生物安全 safety of genetically modified

农业转基因生物对人类、动植物、微生物和生态环境构成的危险或者潜在风险。按照其对人类、动植物、微生物和生态环境的危险程度,分为Ⅰ、Ⅱ、Ⅲ、Ⅳ四个等级。

4.2 环境卫生

4.2.1 水及涉及饮用水卫生安全产品

4.2.1.1 涉及饮用水卫生安全产品

4.2.1.1.1

涉及饮用水卫生安全产品 the products related to health and safety of drinking water
涉水产品

在饮用水生产和供水过程中与饮用水接触的联接止水材料、塑料及有机合成管材、管件、防护涂料、水处理剂、除垢剂、水质处理器及其他新材料和化学物质。

4.2.1.1.2

生活饮用水 drinking water

供人生活的饮水和生活用水。

4.2.1.1.3

集中式供水 central water supply

自水源集中取水,通过输配水管网送到用户或者公共取水点的供水方式,包括自建设施供水。为用户提供日常饮用水的供水站和为公共场所、居民社区提供的分质供水也属于集中式供水。

4.2.1.1.4

二次供水 secondary water supply

集中式供水在入户之前经再度储存、加压和消毒或深度处理,通过管道或容器输送给用户的供水方式。

4.2.1.1.5

农村小型集中式供水 small central water supply for rural area

日供水在 1 000 m³ 以下(或供水人口在 1 万人以下)的农村集中式供水。

4.2.1.1.6

分散式供水 non-central water supply

用户直接从水源取水,未经任何设施或仅有简易设施的供水方式。

4.2.1.1.7

常规指标 regular indices

能反映生活饮用水水质基本状况的水质指标。

4.2.1.1.8

非常规指标 non-regular indices

根据地区、时间或特殊情况需要的生活饮用水水质指标。

4.2.1.1.9

生活饮用水输配水设备 equipment for drinking water

将生活饮用水输送到用户的过程中与生活饮用水接触的管材、管件、蓄水容器、机械部件、密封止水材料等。

4.2.1.1.10

生活饮用水防护材料 protective materials in drinking water

用于生活饮用水管道系统或蓄水容器防腐的材料和内衬等。

4.2.1.1.11

生活饮用水化学处理剂 chemicals used in drinking water treatment

用于生活饮用水混凝、絮凝、助凝、消毒、氧化、pH 调节、软化、灭藻、除垢、阻垢、除氟、除砷、氟化、矿化等化学物质。

4.2.1.1.12

生活饮用水水质处理器 treatment devices of drinking water

以市政自来水或其他集中式供水为原水,经过进一步处理,旨在改善饮水水质,去除水中某些有害物质为目的的饮用水水质处理器。

4.2.1.2 参数

4.2.1.2.1

色度 color

对天然水或处理后的各种水进行颜色定量测定时的指标。

4.2.1.2.2

浑浊度 turbidity

浑浊度是反映水源水及饮用水的物理性状的一项指标。水源水的浑浊度是由于悬浮物或胶态物,或两者造成在光学方面的散射或吸收行为。

4.2.1.2.3

总硬度　total hardness

沉淀肥皂的程度。使肥皂沉淀的原因主要是由于水中的钙、镁离子,此外,铁、铝、锰、锶及锌也有同样的作用。

4.2.1.2.4

溶解性总固体　total dissolved solids

水中溶解组分的总量,包括溶解于水中各种离子、分子、化合物的总量,但不包括悬浮物和溶解气体。溶解性总固体以 g/L 表示。

4.2.1.2.5

挥发酚类　volatile phenol

根据酚类能否与水蒸气一起蒸出,分为挥发酚和不挥发酚。常根据酚的沸点、挥发性和能否与水蒸气一起蒸出,分为挥发酚和不挥发酚。通常认为沸点在 230 ℃ 以下为挥发酚,一般为一元酚;沸点在 230 ℃ 以上为不挥发酚。

4.2.1.2.6

化学耗氧量　chemical oxygen consumption

是在一定的条件下,采用一定的强氧化剂处理水样时,所消耗的氧化剂量。它是表示水中还原性物质多少的一个指标。水中的还原性物质有各种有机物、亚硝酸盐、硫化物、亚铁盐等。但主要的是有机物。

4.2.1.2.7

三卤甲烷　trihalomethans

饮用水氯化消毒过程中氯与水中的有机物所反应生成的主要挥发性卤代烃类化合物,包括氯仿、一溴二氯甲烷、二溴一氯甲烷和溴仿。

4.2.1.2.8

游离余氯　free chlorine residual

饮用水经加氯消毒,接触一段时间后有适量的氯留存于水中,用来保证持续的杀菌能力,也可用来防备供水管网受到外来污染。水中余氯有总余氯、游离余氯和化合余氯三种存在形式。

4.2.2　化妆品

4.2.2.1

化妆品　cosmetics

以涂擦、喷洒或者其他类似的方法,散布于人体任何部位(皮肤、毛发、指甲、口唇等),以达到清洁、消除不良气味、护肤、美容和修饰目的的日用化学工业产品。

4.2.2.2

特殊用途化妆品　special using cosmetics

特殊用途化妆品是指用于育发、染发、烫发、脱毛、美乳、健美、除臭、祛斑、防晒的化妆品。

4.2.2.3

育发化妆品　hair growing cosmetics

有助于毛发生长、减少脱发和断发的化妆品。

4.2.2.4

染发化妆品　hair dye cosmetics

具有改变头发颜色作用的化妆品。

4.2.2.5

烫发化妆品　hair perming cosmetics

具有改变头发弯曲度,并维持相对稳定作用的化妆品。

4.2.2.6

脱毛化妆品　depilating cosmetics

具有减少、消除体毛作用的化妆品。

4.2.2.7

美乳化妆品　bust beauty cosmetics

有助于乳房健美的化妆品。

4.2.2.8

健美化妆品　slimming cosmetics

有助于使体型健美的化妆品。

4.2.2.9

除臭化妆品　deodorant cosmetics

有助于消除腋臭的化妆品。

4.2.2.10

祛斑化妆品　spot-removing cosmetics

用于减轻皮肤表皮色素沉着的化妆品。

4.2.2.11

防晒化妆品　cosmetics sunscreens

具有吸收紫外线作用,减轻因日晒引起皮肤损伤的化妆品。

4.2.2.12

化妆品接触性皮炎　contact dermatitis induced by cosmetics

化妆品引起的刺激性或变应性接触性皮炎。

4.2.2.13

化妆品光感性皮炎　photosensitive dermatitis induced by cosmetics

由化妆品中某些成分和光线共同作用引起的光毒性或光变应性皮炎。

4.2.2.14

化妆品皮肤色素异常　skin discolouration induced by cosmetics

接触化妆品的局部或其邻近部位发生的慢性色素异常改变,或在化妆品接触性皮炎、光感性皮炎消退后局部遗留下来的皮肤色素沉着或色素脱失。

4.2.2.15

化妆品痤疮　acne induced by cosmetics

经一定时间接触化妆品后,在局部发生的痤疮样皮损。

4.2.2.16

化妆品毛发损伤　hair damage induced by cosmetics

应用化妆品后出现的毛发干枯、脱色、折断、分叉、变形或脱落(不包括以脱毛为目的的特殊用途化妆品)。

4.2.2.17

化妆品甲损伤　nail damage induced by cosmetics

长期应用化妆品引起的甲剥离、甲软化、甲变脆及甲周皮炎等。

4.2.2.18

最小红斑量　minimal erythema dose;MED

引起皮肤红斑,其范围达到照射点边缘所需的紫外线照射最低剂量(J/m^2)或最短时间(s)。

4.2.2.19

防晒指数　sun protection factor;SPF

引起被防晒化妆品防护的皮肤产生红斑所需的 MED 与未被防护的皮肤产生红斑所需的 MED 之比。

4.2.2.20

最小持续性黑化量　minimal persistent pigment darkening dose;MPPD

辐照后 2 h~4 h 在整个照射部位皮肤上产生轻微黑化所需的最小紫外线辐照剂量或最短辐照时间。

4.2.2.21

UVA 防护指数　protection factor of UVA;PFA

引起被防晒化妆品防护的皮肤产生黑化所需的 MPPD 与未被防护的皮肤产生黑化所需的 MPPD 之比,为该防晒化妆品的 PFA。

4.2.2.22

化妆品新原料　cosmetics new raw material

在国内首次使用于化妆品生产的天然或人工原料。

4.2.2.23

化妆品中禁用物质　substances which must not form part of the composition of cosmetic products

不能作为化妆品原料添加到化妆品中的物质。如果技术上无法避免禁用物质作为杂质带入化妆品时,则化妆品成品应符合《化妆品卫生标准》和《化妆品卫生规范》对化妆品的一般要求,即在正常及合理的、可预见的使用条件下,不得对人体健康产生危害。

4.2.2.24

着色剂　colorants

给皮肤或化妆品本身以色彩的原料。

4.2.2.25

除臭剂　deodorant agents

用来减少或去除身体表面的异味和防止形成不良气味的原料。

4.2.2.26

脱毛剂　depilating agents

通过破坏毛发的机械强度从而能够从皮肤上抹去毛发的原料。

4.2.2.27

防腐剂　preservatives

是可以防止或延缓微生物生长从而保护产品的原料。

4.2.2.28

防晒剂　sunscreen agents

用于防晒产品中的活性原料,它能吸收、反射或散射波长为 290 nm～400 nm 的紫外线。

4.2.2.29

粪大肠菌群　fecal coliforms

一群需氧及兼性厌氧革兰氏阴性无芽胞杆菌,在 44.5 ℃±0.5 ℃培养 24 h～48 h 能发酵乳糖产酸并产气。

4.2.2.30

铜绿假单胞菌　pseudomonas aeruginosa

属于假单胞菌属,为革兰氏阴性杆菌,氧化酶阳性,能产生绿脓菌素。此外还能液化明胶,还原硝酸盐为亚硝酸盐,在 42 ℃±1 ℃条件下能生长。

4.2.2.31

金黄色葡萄球菌　staphylococcus aureus

为革兰氏阳性球菌,呈葡萄状排列,无芽胞,无荚膜,能分解甘露醇,血浆凝固酶阳性。

4.2.2.32

霉菌和酵母菌数测定　determination of molds and yeast count

化妆品检样经过处理,在一定条件下培养(如虎红培养基上,置 28 ℃±2 ℃培养 72 h)后,1 g 或 1 mL 化妆品中所污染的霉菌和酵母菌数量,以判明化妆品被霉菌和酵母菌污染程度及其一般卫生状况。

4.2.3　集中空调通风系统卫生学评价

4.2.3.1

集中空调通风系统　central air conditioning ventilation system

为使房间或封闭空间空气温度、湿度、洁净度和气流速度等参数达到设定要求而对空气进行集中处理、输送、分配的所有设备、管道及附件、仪器仪表的总和。

4.2.3.2

定流量系统　constant air volume;CAV

将给目标区域输送一个恒定的空气流量,通过制冷、制热或空气处理器的开启关闭来控制空气温度,而不是通过调节空气流量来控制温度。

4.2.3.3

变流量系统　variable air volume；VAV

通过改变输送到每个区域的冷空气或热空气的容量将热量保持在舒适的程度，而不是通过调整气温来达到此舒适效果。VAV 系统的每个区域都会配有 VAV 控制盒。

4.2.3.4

风管　air duct

由薄钢板、铝板、硬聚乙烯板、玻璃钢、玻璃纤维等材料制成的通风道。

4.2.3.5

软管　flexible duct

软管可能有一个金属箔片的外层，里面有加固的纤维平纹棉麻织物。软管常用于连接送风管支管到风口或扩散器，因为它们便于操作，并且连接效果好，不是所有的软管都能清洁。

4.2.3.6

风口　air opening

装在通风管侧面或支管末端用于送风、排风或回风的孔口或装置的统称。

4.2.3.7

新风机组　fresh air handing unit

一组专门用于处理室外空气的大焓差风机盘管机组。

4.2.3.8

风机盘管机组　fan-coil unit

将通风机、换热器及过滤器等组成一体的空气调节设备。

4.2.3.9

冷凝盘（排水盘）　condensing coil

制冷盘管能够减少空气湿度，引起水分凝结并进入盘管和排水盘。排水盘一般都向排水点水流的方向倾斜，通常是位于排水盘管的底部。

4.2.3.10

冷却塔　cooling tower

使循环冷却水同空气接触，以蒸发的方式达到了冷却目的一种换热设备。

4.2.3.11

冷却水　cooling water

制冷装置的冷却用水。

4.2.3.12

活动区　occupied zone

人、动物或工艺生产所在的空间。

4.2.3.13

空气污染物　air pollutant

由于人类活动或自然过程排入大气且对人或环境有害的物质，按其存在状态可分为气溶胶状态污染物和气体状态污染物两类。

4.2.3.14

风管表面积尘量 duct surface dust

集中空调风管内表面单位面积灰尘的量,单位为克每平方米(g/m^2)。

4.2.4 公共场所

4.2.4.1 公共场所现场监测

4.2.4.1.1

公共场所 public place

根据公众生活、活动和社会活动的需要,人工建成的具有多种服务功能的封闭式(如宾馆、展览馆、电影院等)或开放式(如公园、体育场等)或移动式(如一些小型游乐场)的公共建筑设施,供公众进行学习、工作、休息、文体、娱乐、参观、旅游、交流、交际、购物、美容等活动之用。

4.2.4.1.2

环境空气 ambient air

人群、植物、动物和建筑物所暴露的室外空气。

4.2.4.1.3

呼吸带 breathing zone

以两耳连线中点为球心,30 cm 为半径向脸的前方延伸的一个半球。一般指公共场所距离地面 0.8 m~1.5 m 的空气带。

4.2.4.1.4

示踪气体 tracer gas

一种能与空气混合且本身不发生任何改变、并在很低的浓度时就能被测出的气体,常用的示踪气体有 CO_2 和 SF_6。

4.2.4.1.5

空气交换率 air change rate

单位时间(h)内由室外进入到室内空气的总量与该室室内空气总量之比,单位为每小时(h^{-1})。

4.2.4.1.6

新风量 air change flow

在门窗关闭的状态下,单位时间内由空调系统通道、房间的缝隙进入室内的空气总量,单位为立方米每小时(m^3/h)。

4.2.4.1.7

换气率 ventilation rate

在 1 h 内由室外进入室内空气量与该室室内空气量的百分比。

4.2.4.1.8

PM_{10} 颗粒物 particles with diameters of 10 μm or less；PM_{10}

悬浮在空气中,空气动力学当量直径小于或等于 10 μm 的颗粒物。

4.2.4.1.9

PM$_{2.5}$颗粒物　particulate matter；PM$_{2.5}$

细颗粒物

环境空气中空气动力学当量直径小于或等于 2.5 μm 的颗粒物。

4.2.4.1.10

A 声级　sound level A

L_A

用 A 计权网络测得的声级，用 L_A 表示，单位为分贝(dB)。

4.2.4.1.11

累积百分声级　cumulative percentage sound level

L_N

在规定的测量时间内，有 N%时间的声级超过某一 L_A 值，这个 L_A 值叫做累积百分声级，用 L_N 表示，单位为分贝(dB)。

4.2.4.1.12

等效声级　equivalent sound level

L_{Aeq}

等效连续 A 声级

在规定时间内 A 声级的能量平均值，用 L_{Aeq} 表示，单位为分贝(dB)。

4.2.4.1.13

辐射热　thermal radiation

利用黑色平面几乎能全部吸收辐射热，而白色平面几乎不吸收辐射热的性质，将其放在一起。在辐射热的照射下，黑色平面温度升高而与白色平面造成温差表示的辐射热强度。

4.2.4.2　公共场所理化

4.2.4.2.1

回收率　recovery rate

在一稳定样品中加入不同水平已知量的标准物质(将标准物质的量作为真值)称为加标样品，同时测定样品和加标样品，加标样品扣除样品值后与标准物质的相对误差即为回收率。

4.2.4.2.2

穿透　penetration

在室温和相对湿度大于 80% 的条件下，固体吸附剂管以一定的采样流量采样，当通过管的空气中待测物的浓度达到原空气中浓度的 5% 时，表示固体吸附剂管开始穿透。

4.2.4.3　公共场所微生物

4.2.4.3.1

撞击法　impacting method

采用撞击式空气微生物采样器采样，通过抽气动力作用，使空气通过狭缝或小孔而产生高速气流,从而使悬浮在空气中的带菌粒子撞击到营养琼脂平板上,经 37 ℃、48 h 培养后,计算每立方米空气中所含的细菌菌落数的采样测定方法。

4.2.4.3.2

自然沉降法　natural sinking method

直径 9 cm 的营养琼脂平板在采样点暴露 5 min,经 37 ℃、48 h 培养后,计算生长的细菌菌落数的采样测定方法。

4.2.4.3.3

安德森采样器　Andersen sampler

1958 年由美国人 Andersen. A. A 模拟人体呼吸道的解剖结构和空气动力学特征、采样惯性撞击原理设计的一种多级筛孔撞击式采样器,采样流量为 28.3 L/min,标准型为 6 级筛孔。

4.2.4.3.4

大肠菌群　coliform bacteria

一群在 37 ℃、24 h 能发酵乳糖、产酸产气,需养和兼性厌氧的革兰氏阴性无芽孢杆菌。

4.2.4.3.5

β-溶血性链球菌　streptococcus hemolyticus

在血营养琼脂培养基表面形成表面光滑、灰白色、菌落细小（约为 0.5 mm～0.75 mm）,其菌落周围出现界限分明、完全透明或半透明溶血环（直径约为 2 mm～4 mm）,革兰氏染色为阳性(G＋)呈链状排列的无芽孢球菌。

4.3　职业卫生

4.3.1　化学有害因素(含粉尘和化学物质)

4.3.1.1

工作场所环境监测　workplace environmental monitoring

对工作场所环境中职业性有害因素进行的有计划的系统检测,分析工作场所环境中职业性有害因素的性质、强度及其在时间、空间的分布及消长规律。

4.3.1.2

空气监测　air monitoring

在一段时期内,通过定期(有计划)地检测工作场所空气中职业性有害因素的浓度,以评价工作场所的职业卫生状况和劳动者接触职业性有害因素的程度及可能的健康影响。

4.3.1.3

采样时段　sampling period

在一个监测周期(如工作日、周或年)中,选定的有代表性的进行采样的时间段,应包括空气中有害物质浓度最高的时间段。

4.3.1.4

样品稳定性　sample stability

采样后,样品中的待测物保持不变的时间,以待测物在样品中的下降率≤10％的天数为稳定时间。下降率按式(8)计算。

$$下降率(\%) = \frac{当天测定均值 - 保存天测定均值}{当天测定均值} \times 100\% \quad \cdots\cdots\cdots\cdots (8)$$

4.3.1.5

采样点　sampling spot(s)

根据监测需要和工作场所状况,选定具有代表性的、用于空气样品采集的工作地点。

4.3.1.6

采样对象　monitored person

选定为具有代表性的、进行个体采样的劳动者。

4.3.1.7

呼吸带　breathing zone

从劳动者面部向前延伸、半径为30 cm的半球形空间。

4.3.1.8

定点采样　area sampling

将空气收集器放置在选定的采样点进行的采样。

4.3.1.9

个体采样　personal sampling

将空气收集器佩戴在检测对象的呼吸带部位所进行的采样。

4.3.1.10

长时间采样　long-time sampling

采样时间在1 h以上的采样。

4.3.1.11

短时间采样　short-time sampling

采样时间≤15 min的采样。

4.3.1.12

采样流量　sampling airflow

在采集空气样品时,每分钟通过空气收集器的空气体积。

4.3.1.13

标准采样体积　standard sampling volume

在气温为20 ℃,大气压为101.3 kPa(760 mmHg)下,采集空气样品的体积,以升(L)表示。换算公式见式(9)。

$$V_0 = V_t \times \frac{293}{273+t} \times \frac{p}{101.3} \quad \cdots\cdots\cdots\cdots\cdots\cdots (9)$$

式中:

V_0——标准采样体积,单位为升(L);

V_t——在温度为t(℃),大气压为p时的采样体积,单位为升(L);

t　——采样点的气温,单位为摄氏度(℃);

p　——采样点的大气压,单位为千帕(kPa)。

4.3.1.14

最小采样体积 minimum sampling volume

工作场所空气收集器在采集空气样品时,为了满足职业卫生容许浓度检测的需要,要求采集的最小空气体积。

4.3.1.15

空气收集器空白 background concentration（blank）of air collector

空气收集器自身含有待测物的量。

4.3.1.16

空气收集器收集容量 volume of air collector

空气收集器在采集空气样品时,容许采集待测物的量。

4.3.1.17

样品空白 blank sample

在采集空气样品的同时制备空白样品,其制备过程除不采集工作场所空气外,其余操作与空气样品完全相同。

4.3.1.18

总粉尘 total dust

可进入整个呼吸道（鼻、咽、喉、气管、支气管、细支气管、呼吸性细支气管、肺泡）的粉尘。

4.3.1.19

呼吸性粉尘 respirable dust

可达到肺泡区（无纤毛呼吸性细支气管、肺泡管、肺囊泡）的粉尘。

4.3.1.20

可吸入性粉尘 inhalable dust

通过口鼻吸入呼吸道的粉尘。

4.3.1.21

石棉与石棉纤维 asbestos and asbestos fibers

一种具有纤维状结构的硅酸盐矿物,分两大类:蛇纹石类（温石棉）;闪石类[青石棉（兰石棉）、铁石棉、直闪石、透闪石、阳起石、角闪石]。石棉纤维是指直径$<3~\mu m$,长度$>5~\mu m$且长度与直径比大于 3∶1 的纤维。

4.3.1.22

分散度 dispersity

粉尘的粒度分布或粉尘粒径的频率分布。分散度可按粒径大小分组的质量百分数或数量百分数表示,前者称为质量分散度,后者称为数量分散度。分散度高,表示小粒径的粉尘占的比例大;分散度低,表示小粒径的粉尘占的比例小。在职业卫生监测中,常用的粉尘分散度测定方法,是用显微镜直接观察测得的投影粒径,计算的数量分散度。

4.3.1.23

游离二氧化硅（SiO_2）含量 content of free SiO_2

生产性粉尘中结晶型游离二氧化硅的含量。

4.3.1.24

职业接触比值 occupational exposure ratio

工作场所劳动者接触某种职业性有害因素的实际测量值与相应职业接触限值的比值。

4.3.2 生物因素

4.3.2.1

生物样品 biological sample（specimen）

根据生物监测需要采集的、具有代表性的、作为检测样品的人体生物材料。

4.3.2.2

生物材料检测 determination of biological material（s）

生物样品的采集以及生物监测指标的测定。

4.3.2.3

生物监测指标 indicator of biological monitoring

职业接触毒物后，机体内存在的并可用于生物监测的毒物、毒物代谢物，或由它们所致的无害性效应指标。

4.3.2.4

生物效应剂量 biological effective dose

真正对机体发生作用的、在靶器官、靶组织、靶细胞或靶作用部位的有害物和（或）其代谢产物的浓度。

4.3.2.5

混合呼出气 mixed-exhaled air

尽力吸气后，尽可能呼出的全部呼出气。

4.3.2.6

末端呼出气（肺泡气） end-exhaled air

先尽力吸气并平和呼气后，再用最大力量呼出的呼出气。

4.3.2.7

班前 prior to work-shift

进入工作岗位之前 1 h。

4.3.2.8

班中 during work-shift

开始工作后 2 h 至下班前 1 h。

4.3.2.9

班末 end of a work-shift

下班前 1 h 之内。

4.3.2.10

班后 post-work-shift

下班后 1 h 之内。

4.3.3 物理因素

4.3.3.1

等效连续 A 声级 **equivalent continuous A sound level**

等效连续 A 计权声压级

在规定的时间内,某一连续稳态噪声的 A 计权声压,具有与时变的噪声相同的均方 A 计权声压,则这一连续稳态噪声的声级就是此时变噪声的等效声级,单位用分贝(dB)(A 计权)表示。

4.3.3.2

8 h 等效声级 **normalized continuous A-weighted sound pressure level equivalent to an 8 h-working-day**

$L_{EX,8h}$

按额定 8 h 工作日规格化的等效连续 A 计权声压级

将 1 天实际工作时间内接触的噪声强度等效为工作 8 h 的等效声级标准。

4.3.3.3

40h 等效声级 **normalized continuous A-weighted sound pressure level equivalent to an 40h-working-week**

$L_{EX,w}$

按额定每周工作 40 h 规格化的等效连续 A 计权声压级

非每周 5 d 工作日的特殊工作场所接触的噪声声级等效为每周工作 40 h 的等效声级。

4.3.3.4

A 计权声压级(A 声级) **A-weighted sound pressure level**

L_{pA}；L_A

用 A 计权网络测得的声压级。

4.3.3.5

稳态噪声 **steady noise**

A 计权声级波动<3 dB 的噪声。

4.3.3.6

非稳态噪声 **nonsteady noise**

A 计权声级波动≥3 dB 的噪声。

4.3.3.7

脉冲噪声 **impulsive noise**

持续时间≤0.5 s,间隔时间>1 s,A 声级声压有效值变化≥40 dB 的噪声。

4.3.3.8

高温作业 **work（job）under heat stress**

有高气温或有强烈的热辐射或伴有高气湿相结合的异常气象条件、WBGT 指数超过规定限值的作业。

4.3.3.9

湿球黑球温度指数 **wet bulb globe temperature index**

WBGT 指数

综合评价人体接触作业环境热负荷的一个基本参量。计算见式(10)、式(11)。

$$室外\ WBGT = 自然湿球温度(℃)×0.7 + 黑球温度(℃)×0.2 + 干球温度(℃)×0.1 \quad\cdots(10)$$

$$室内\ WBGT = 自然湿球温度(℃)×0.7 + 黑球温度(℃)×0.3 \quad\cdots\cdots\cdots\cdots(11)$$

4.3.3.10

环境热强度 environment heat intensity

环境温度、湿度、风速、热辐射影响人体热散发的强度以 WBGT 指数表示。

4.3.3.11

接触时间率 exposure time rate

劳动者在一个工作日内实际接触高温作业的累计时间与 8 h 的比率。

4.3.3.12

本地区室外通风设计温度 local outside ventilation design temperature

近 10 年本地区气象台正式记录每年最热月的每日 13 时~14 时的气温平均值。

4.3.3.13

通风干湿球温度计 hygrometer

测定气温、气湿的一种仪器。由两支相同的普通温度计组成,一支称干球温度计,用于测定气温,即干球温度;另一支称湿球温度计,用于测定湿球温度。

4.3.3.14

平均辐射温度 mean radiation temperature

环境四周表面对人体辐射作用的平均温度。其数值可由各表面温度及人与表面位置关系的角度系数确定或用黑球温度计算得到。

4.3.3.15

黑球温度计 black globe thermometer

用于测定工作场所的辐射热。在表面涂黑的直径 15 cm 的空心薄壁铜球的球心处安装温度计或温度传感器,测得的温度即为黑球温度。

4.3.3.16

黑球温度 black globe temperature

包括周围的气温、热辐射等综合因素,间接地表示了人体对周围环境所感受辐射热的状况。通过计算可得到平均辐射温度。

4.3.3.17

日接振时间 daily exposure duration to vibration

工作日中使用手持振动工具或接触受振工件的累积接振时间,单位为小时(h)。

4.3.3.18

频率计权振动加速度 frequency-weighted acceleration to vibration

按不同频率振动的人体生理效应规律计权后的振动加速度,单位为米每二次方秒(m/s^2)。

4.3.3.19

频率计权加速度级 frequency-weighted acceleration level

$L_{h,w}$

用对数形式表示的频率计权加速度。

4.3.3.20

4 h 等能量频率计权振动加速度　4 hours energy equivalent frequency-weighted acceleration to vibration

在日接振时间不足或超过 4 h 时,将其换算为相当于接振 4 h 的频率计权振动加速度值。

4.3.3.21

4 h 等能量频率计权加速度有效值　4-hour energy-equivalent frequency-weighted acceleration;ahw(4)

人体接振强度的定量指标。在频率计权和固定接振时间的原则下,计算加速度有效值。

4.3.3.22

脉冲波　pulse wave

以脉冲调制所产生的超高频辐射。

4.3.3.23

连续波　continuous wave

以连续振荡所产生的超高频辐射。

4.3.3.24

功率密度　power density

P

单位面积上的辐射功率,单位为毫瓦每平方厘米(mW/cm^2)。

4.3.3.25

照射量　radiant

受照面积上光能的面密度,单位为焦每平方厘米(J/cm^2)。

4.3.3.26

辐照度　irradiance

单位面积照射的辐射通量,单位为瓦每平方厘米(W/cm^2)。

4.3.3.27

校正因子　correction factors

$C_A;C_B$

激光生物学作用是波长的函数,为评判等价效应而引进的数学因子。C_A 和 C_B 分别为红外和可见光波段的校正因子。

4.3.3.28

脉冲微波　pulse microwave

脉冲微波是指以脉冲调制的微波。

4.3.3.29

固定微波辐射　fixed microwave radiation

固定微波辐射是指固定天线(波束)的辐射;或运转天线的 $t_0/T>0.1$ 的辐射。

4.3.3.30

肢体局部微波辐射　partial-body microwave radiation

肢体局部微波辐射是指微波设备操作过程中,仅手或脚部受辐射。

4.3.3.31

平均功率密度 average power density

平均功率密度表示单位面积上一个工作日内的平均辐射功率。

4.3.3.32

能量代谢率 energy metabolic rate

从事某工种的劳动者在工作日内各类活动(包括休息)的能量消耗的平均值,以单位时间(每分钟)内每平方米体表面积的能量消耗值表示,单位是 $kJ/(min \cdot m^2)$。

4.3.3.33

劳动时间率 working time rate

劳动者在一个工作日内实际工作时间与日工作时间(8 h)的比率,以％表示。

4.3.3.34

体力劳动性别系数 sex-based coefficient of physical work

相同体力强度引起的男女不同生理反应的系数。在计算体力劳动强度指数时,男性系数为1,女性系数为1.3。

4.3.3.35

体力劳动方式系数 pattern coefficient of physical work

在相同体力强度下,不同劳动方式引起的生理反应的系数。在计算体力劳动强度指数时,"搬"的方式系数为1,"扛"的方式系数为0.40,"推/拉"的方式系数为0.05。

4.3.3.36

体力劳动强度指数 intensity index of physical work

区分体力劳动强度等级的指数。指数大,反映体力劳动强度大;指数小,反映体力劳动强度小。

4.3.3.37

能量消耗 energy consumption

人体为维持生理功能和各种活动所消耗的能量,单位为千焦(kJ)。

4.3.4 建筑卫生学

4.3.4.1

照明 illumination

在无天然光或天然光不足时采用人工光源满足所需照度的措施。

4.3.4.2

光通量 luminous flux

一个光源在单位时间放射出的光能。

4.3.4.3

光照量 amount（level）of illumination

受照面积上光能的面密度。

4.3.4.4

光强（度） light intensity

光线不均匀分布的光源在某一方向上的光通量。

4.3.4.5

亮度对比 luminance contrast

视野中目标和背景的亮度差与背景亮度的对比。

4.3.4.6

绝对湿度 absolute humidity

单位体积空气中所含水气的质量,单位为克每立方米(g/m^3)。

4.3.4.7

相对湿度 relative humidity;RH

空气中实际水气压与同一温度条件下饱和水气压的比值,用百分数(%)表示。

4.3.4.8

换气次数 air changes

单位时间内室内空气的更换次数,即新风量与通风房间体积的比值。

4.3.5 职业卫生评价

4.3.5.1

评价单元 occupational health assessment unit

根据建设项目的特点和评价的要求,将生产工艺、设备布置或工作场所划分成若干相对独立的部分或区域。

4.3.5.2

职业接触限值 occupational exposure limits;OELs

劳动者在职业活动过程中长期反复接触,对绝大多数接触者的健康不引起有害作用的容许接触水平。化学有害因素的职业接触限值包括时间加权平均容许浓度、短时间接触容许浓度和最高容许浓度三类。物理因素职业接触限值包括时间加权平均容许限值和最高容许限值。

4.3.5.3

接触评价 exposure assessment

确定人体通过不同的途径接触外源化学物的量及接触条件,得出总的接触量。

4.3.5.4

大气污染物本底浓度 natural background concentration of atmospheric pollutants

某地区大气中自然存在的污染浓度水平。

4.3.5.5

最高容许浓度 maximum allowable concentration;MAC

在一个工作日内、任何时间和任何工作地点有毒化学物质均不应超过的浓度。

4.3.5.6

短时间接触容许浓度 permissible concentration-short term exposure limit;PC-STEL

在遵守 PC-TWA 前提下容许短时间(15 min)接触的浓度。

4.3.5.7

时间加权平均容许浓度 permissible concentration-time weighted average;PC-TWA

以时间为权数规定的 8 h 工作日、40 h 工作周的平均容许接触浓度。

4.3.5.8

漂移限值 excursion limits;EL

超限倍数

对未制定 PC-STEL 的化学有害因素,在符合 8 h 时间加权平均容许浓度的情况下,任何一次短时间(15 min)接触的浓度均不应超过的 PC-TWA 的倍数值。

4.3.5.9

最低检出浓度 minimum detection concentration

在采集一定量(体积)的样品时,检测方法能够定性检出样品中待测物的最低浓度。

4.3.5.10

最低定量浓度 minimum quantitation concentration

在采集一定量(体积)的样品时,检测方法能够定量检测样品中待测物的最低浓度。

4.3.5.11

空气动力学直径 aerodynamic diameter

某种粉尘粒子,无论其直径大小、密度及几何形状如何,在静止或层流空气中,其沉降速度若与一种密度为 1 的球形粒子相同时,则该球形粒子的直径即为某种粉尘粒子的空气动力学直径(μmA)。

4.3.5.12

职业接触生物限值 biological limit value for occupational exposure

职业接触毒物后,未产生有害效应时,机体内存在的毒物和(或)毒物代谢物的最高容许含量,或由它们所致的无害性效应指标的最高容许水平。

4.3.5.13

卫生防护距离 hygienic buffer zone

从产生职业性有害因素的生产单元(生产区、车间或工段)的边界至居住区边界的最小距离。

4.3.5.14

职业病危害预评价 pre-assessment of occupational hazard

对可能产生职业病危害的建设项目,在可行性论证阶段,对可能产生的职业病危害因素、危害程度、对劳动者健康影响、防护措施等进行预测性卫生学分析与评价,确定建设项目的职业病危害类别及防治方面的可行性,为职业病危害分类管理提供科学依据。

4.3.5.15

职业病危害控制效果评价 effect-assessment for occupational hazard control

建设项目在竣工验收前,对工作场所职业病危害因素、职业病危害程度、职业病防护措施及效果、健康影响等做出综合评价。

4.3.5.16

全年主导风向 annual prevailing wind direction

累年全年各风向中最高频率的风向。

4.3.5.17

夏季主导风向 summer prevailing wind direction

累年夏季各风向中最高频率的风向。

4.3.5.18

全年(夏季)最小频率风向 annual (summer) minimum frequency of wind direction

全年(夏季)各风向中频率出现最少的风向。

4.3.6 职业健康监护

4.3.6.1

生物监测 biological monitoring

测定接触有害物质个体生物材料中的物质及其代谢物或其生化变化。即系统地收集人体材料如血、尿、粪便、毛发、指甲、唾液、呼出气、乳汁、脐带血、胎盘、尸体或手术取出的组织,测定暴露物的原形态、代谢中间产物、最终产物的含量,特异酶的活性。用于评价个体的总摄入量、吸收和各器官系统暴露水平。

4.3.6.2

生物标志物 biological marker;biomarker

反映生物系统与环境中化学、物理或生物因素之间相互作用的任何测定指标。其可视为接触外源性物质与健康损害之间关系的一种重要手段。

它利用人体内各种生物材料,检查机体接触外源性物质或其代谢产物的含量、外源性物质引起的生物效应以及机体对接触外源性物质产生反应的能力等。

4.3.6.3

接触标志物 biomarker of exposure

反映机体生物材料中外源性物质或其代谢产物或外源性物质与某些靶细胞或靶分子相互作用产物含量的指标。

4.3.6.4

效应标志物 biomarker of effect

机体中可测出的生化、生理、行为或其他改变的指标。

4.3.6.5

易感性标志物 biomarker of susceptibility

反映机体先天具有或后天获得的对接触外源性物质产生反应能力的指标。其既可与遗传有关,又可由环境因素诱发。

4.3.6.6

职业病诊断指标 diagnostic indicator of occupational disease

职业病诊断标准中,作为职业病诊断依据的症状、体征和实验室检查的特异或非特异性指标。

4.3.6.7

特异诊断指标 specific diagnostic indicator

能作为某种职业病诊断依据的典型临床症状、体征和特有的实验室检查项目,具有特异性和一定的敏感性。

4.3.6.8

接触指标 exposure indicator

反映机体接触危害因素的指标,可分为环境接触指标和生物接触指标。

4.3.6.9

吸收指标 absorption indicator

反映危害因素进入机体的指标,亦可作为危害因素的接触指标。

4.3.6.10

敏感指标 sensitive indicator

机体接触危害因素后出现的早期效应指标,一般与接触的危害因素浓度(强度)和接触时间成正相关,呈现明显的剂量-效应关系。

4.3.6.11

特异性免疫指标 specific immunity indicator

机体对抗原物特异性识别而产生的免疫应答指标。

4.3.7 人体工效学

4.3.7.1

动力单元 kinetic element

包括关节在内的某些解剖结构结合在一起以完成关节为轴的运动。

4.3.7.2

静态作业 static(sedentary)work

主要依靠肌肉等长性收缩来维持体位,使躯体和四肢关节保持不动所进行的作业。

4.3.7.3

动态作业 dynamic work

在保持肌张力不变的情况下,经肌肉交替收缩和舒张,使关节活动来进行的作业。

4.3.7.4

静态测量 static measurement

被测者在相对静止状态下进行的测量。

4.3.7.5

动态测量 dynamic measurement

被测者在规定的运动状态下进行的测量。

4.3.7.6

姿势负荷 posture load

人体保持某种姿势所产生的负荷。

4.3.7.7

工作疲劳 work fatigue

由于工作过度紧张引起的心理上或者生理上、局部性或者全身性的各种非病理表现,可通过休息完全恢复。

4.3.7.8

工作紧张 work strain

个体对工作压力的内部反应,受个体特性(例如体格、年龄、素质、能力、技能等)的影响。

4.3.7.9

工作压力　work stress

在工作系统中干扰人的生理和(或)心理状态的外部条件和要求的总和。

4.3.7.10

视觉功效　visual performance

人的视觉器官完成给定视觉作业的定量评价。

视觉功效既取决于作业固有的特性(作业的大小、形状、位置、作业和背景的反射率),也与照明有关。一般用速度和精度来表示。

4.3.7.11

视觉作业　visual task

在工作和活动中,必须观察的呈现在背景前的细节或目标。

4.4　放射防护

4.4.1　电离辐射与源

4.4.1.1

电离辐射　ionizing radiation

能使物质产生电离的辐射。在放射防护领域,指能在生物物质中产生离子对的辐射。在放射医学与防护领域,通常把电离辐射简称为辐射。

4.4.1.2

辐射源　radiation source

可以通过发射电离辐射或释放放射性物质而引起辐射照射的一切物质或实体。

4.4.1.3

密封源　sealed source

密封在包壳里的或紧密地固结在覆盖层里并呈固体形态的放射性物质,密封源的包壳或覆盖层应具有足够的强度,使源在设计使用条件和磨损条件下,以及在预计的事件条件下,均能保持密封性能,不会有放射性物质泄漏出来。

4.4.1.4

非密封源　unsealed source

不满足密封源定义中所列条件的源。

4.4.1.5

韧致辐射　remsstrahlung

高速电子或其他带电粒子通过原子核或其他带电粒子的电场时改变运动速度或运动方向所产生的电磁辐射。

4.4.1.6

感生放射性　induced radioactivity

由辐照产生的放射性。通常指由加速器产生的或由放射性物质放出的中子、质子、γ射线等电离辐射照射物质时,产生次级辐射或物质被活化放出射线的性质。

4.4.1.7

辐射发生器　radiation generator

能产生诸如 X 射线、中子、电子或其他带电粒子辐射的装置,它们可用于科学、工业或医学等领域。

4.4.1.8

照射　exposure

受照的行为或状态。照射可以是外照射(体外源的照射),也可以是内照射(体内源的照射)。照射可以分为正常照射或潜在照射;也可以分为职业照射、医疗照射或公众照射;在干预情况下,还可以分为应急照射或持续照射。

4.4.1.9

放射性核素　radionuclide

具有放射性的核素。核素是具有特定质量数、原子序数和核能态,其平均寿命长得足以被观察到的一类原子。

4.4.1.10

放射性同位素　radioisotope

某种发生放射性衰变的元素中具有相同原子序数但质量不同的核素。

4.4.1.11

衰变常数　decay constant;disintegration constant

某种放射性核素的一个核在单位时间内进行自发衰变的几率。衰变常数 λ 由式(12)给出。

$$\lambda = (-1/N)(\mathrm{d}N/\mathrm{d}t) \quad\cdots\cdots\cdots\cdots\cdots\cdots\cdots(12)$$

式中:

λ ——衰变常数;

N——在时间 t 时存在的该核素核的数目。

4.4.1.12

(放射性)半衰期　radioactive half-life

$T_{1/2}$

放射性核素由于放射性衰变使其活度衰减到一半时所经过的时间。

4.4.1.13

放射性核素纯度　radionuclide purity

特定的放射性核素及其短寿命子体的放射性活度占放射性总活度的分数。

4.4.1.14

表面放射性污染　surface radioactive contamination

人体、衣物、设备、装置与仪器表面及工作台面、地面、墙面等介质表面出现不希望有的、超过其天然存在量的放射性物质的现象。

4.4.1.15

放射性废物　radioactive waste

为审管的目的,放射性废物为含有放射性核素或被放射性核素污染,其浓度或活度大于国家审管部门规定的清洁解控水平,并且预计不再利用的物质。

4.4.2 辐射量与单位

4.4.2.1

（放射性）活度 activity

A

在给定时刻,处于一给定能态的一定量的某种放射性核素的活度 A 的定义见式(13)。

$$A = \mathrm{d}N/\mathrm{d}t \qquad \cdots\cdots\cdots\cdots\cdots\cdots\cdots\cdots (13)$$

式中:

$\mathrm{d}N$——在时间间隔 $\mathrm{d}t$ 内该核素从该能态发生自发核跃迁数目的期望值。放射性活度的 SI 单位为每秒,符号 s^{-1},专用单位名称为贝可[勒尔](Bq)。

4.4.2.2

放射性比活度 specific radioactivity

单位质量放射性药物中所含的以约束和游离形式存在的放射性核素活度和活度浓度。

4.4.2.3

比释动能 kerma

K

不带电粒子,在质量为 $\mathrm{d}m$ 的某种物质中释放出来的全部带电粒子的初始动能总和 $\mathrm{d}E_{\mathrm{tr}}$ 除以 $\mathrm{d}m$ 所得的商。计算见式(14)。

$$K = \mathrm{d}E_{\mathrm{tr}}/\mathrm{d}m \qquad \cdots\cdots\cdots\cdots\cdots\cdots\cdots (14)$$

式中:

K——比释动能,单位为戈瑞(Gy)。$\mathrm{d}E_{\mathrm{tr}}$ 中包含轫致辐射能。

在电子平衡条件下,如轫致辐射忽略不计,比释动能等于吸收剂量。

4.4.2.4

吸收剂量 absorbed dose

D

一个基本的剂量学量 D,定义见式(15)。

$$D = \frac{\mathrm{d}\bar{\epsilon}}{\mathrm{d}m} \qquad \cdots\cdots\cdots\cdots\cdots\cdots\cdots (15)$$

式中:

D ——吸收剂量;

$\mathrm{d}\bar{\epsilon}$ ——电离辐射授予某一种体积元中的物质的平均能量,单位为焦耳(J);

$\mathrm{d}m$——在这个体积元中的物质的质量,单位为千克(kg)。

单位为焦耳每千克(J·kg^{-1}),单位的专用名为戈瑞(Gy)。

已废除的非法定专用单位是拉德(rad),1 rad=0.01 Gy。

4.4.2.5

当量剂量 equivalent dose

辐射 R 在器官或组织 T 中产生的当量剂量 $H_{\mathrm{T,R}}$ 是器官或组织 T 中的平均吸收剂量 $D_{\mathrm{T,R}}$ 与辐射权重因子 W_{R} 的乘积,即 $H_{\mathrm{T,R}}=W_{\mathrm{R}}D_{\mathrm{T,R}}$。当辐射场是由具有不同 W_{R} 值的多种类型辐射组成时,$H_{\mathrm{T}}=\sum W_{\mathrm{R}}D_{\mathrm{T,R}}$。

4.4.2.6

有效剂量　effective dose

当所考虑的效应是随机性效应时，在全身受到非均匀照射的情况下，人体所有组织或器官的当量剂量的加权和(E)，即 $E = \sum W_T H_T$。式中，H_T 为组织或器官 T 所受的当量剂量；W_T 为组织 T 的权重因子。

4.4.2.7

剂量当量　dose equivalent

组织中某点处的剂量当量 H 是该点处的吸收剂量 D、辐射的品质因数 Q 和其他修正因数 N 的乘积，即 $H = DQN$。

4.4.2.8

周围剂量当量　ambient dose equivalent

$H^*(d)$

相应的扩展齐向场在 ICRU 球内，逆齐向场的半径上深度为 d 处所产生的剂量当量。对强贯穿辐射，推荐深度 $d = 10$ mm。

4.4.2.9

个人剂量当量　personal dose equivalent

人体某一指定点下面适当深度为 d 处的软组织内的剂量当量 $H_p(d)$。这一剂量学量既适用于强贯穿辐射，也适用于弱贯穿辐射。对强贯穿辐射，推荐深度 $d = 10$ mm；对弱贯穿辐射，推荐深度 $d = 0.07$ mm。

4.4.2.10

浅表和深部个人剂量当量 $H_p(0.07)$ 和 $H_p(10)$　shallow and deep personal dose equivalent

在 30 cm×30 cm×15 cm 板型模体中特定深部的个人剂量当量。对弱贯穿辐射浅表个人剂量当量的参考深度是 $d = 0.07$ mm，对强贯穿辐射深部个人剂量当量的参考深度是 $d = 10$ mm。$H_p(d)$ 的单位为焦每千克（J·kg^{-1}）；专门名称为希沃特，符号 Sv。

4.4.2.11

集体剂量　collective dose

群体所受的总辐射剂量的一种表示，受某一辐射源照射的群体的成员数与他们所受的平均辐射剂量的乘积。集体剂量用人希［沃特］（人·Sv）表示。

4.4.2.12

集体有效剂量　collective effective dose

S

对于一给定的辐射源受照群体所受的总有效剂量 S，定义见式（16）。

$$S = \sum_i E_i N_i \quad \cdots\cdots\cdots\cdots\cdots（16）$$

式中：

E_i——群体分组 i 中成员的平均有效剂量；

N_i——该分组的成员数。

4.4.2.13

工作水平　working level；WL

氡子体或氢子体所引起的α潜能浓度［即空气中氡或氢的各种短寿命子体（不论其组成如何）完全衰变时，所发出的α粒子在单位体积空气中的能量的总和］的非 SI 单位（WL），相当于每升空气中发射出的α粒子能量为 1.3×10^5 MeV。在 SI 单位中，1 WL 对应于 2.1×10^{-5} J・m^{-3}。

4.4.3　放射性检测

4.4.3.1

验收检测　acceptance test

X 射线诊断设备安装完毕或重大维修后，为鉴定其影响影像质量的性能指标是否符合约定值而进行的检测。

4.4.3.2

状态检测　status test

为评价设备状态而进行的检测，通常一年进行一次状态检测。

4.4.3.3

稳定性检测　constancy test

为确定 X 射线诊断设备或在给定条件下形成的影像相对初始状态的变化是否仍符合控制标准而进行的检测。

4.4.3.4

辐射监测　radiation monitoring

为了评估和控制辐射源或放射性物质的照射水平，对其产生的辐射剂量或活度所做的测量及对测量结果的解释。

4.4.3.5

常规监测　routine monitoring

为确定工作条件是否适合于继续进行操作，在预定场所按预先规定的时间间隔所进行的监测。

4.4.3.6

任务监测　task monitoring

旨在为特定的任务（操作）提供有关操作管理的即时决策或放射防护最优化所需的资料而进行的非常规监测。

4.4.3.7

应急辐射监测　emergency radiation monitoring

在应急情况下，为查明放射性污染情况和辐射水平而进行的监测。

4.4.3.8

个人监测　individual monitoring

利用工作人员佩带剂量计进行的测量，或对其体内或排泄物中放射性核素的种类和活度进行的测量，以及对测量结果的解释。

4.4.3.9

内照射个人监测　individual monitoring of internal exposure

对体内或排泄物中放射性核素的种类和活度进行的监测,以及利用工作人员所佩带的个人空气采样器或呼吸保护器对吸入放射性核素的种类和活度进行的监测。

4.4.3.10

工作场所监测　monitoring of workplace

对放射工作场所的辐射监测。监测项目主要包括剂量率、注量率、表面污染水平和气载放射性物质活度浓度的测定及其评价。

4.4.3.11

空气放射性浓度监测　air radioactivity concentration monitoring

对空气中放射性气体、氡及其子体和气溶胶进行的监测,用于检查大气中可能存在的放射性污染或大气放射性含量的变化。

4.4.4　放射诊疗建设项目评价

4.4.4.1

放射诊疗预评价　pre-assessment

在建设项目可行性论证阶段,对辐射源利用可能对工作人员健康造成影响进行的评价。

4.4.4.2

放射诊疗控制效果评价　control validation assessment

在建设项目竣工验收前,为验证放射防护设施或措施是否符合法律、法规、标准和预评价报告要求而进行的评价。

4.4.4.3

居留因子　occupancy factor

T

在辐射源开束时间内,在区域内最大受照射人员驻留的平均时间占开束时间的份额。

4.4.4.4

使用因子　use factor

U

初级辐射束(有用束)向某有用束屏蔽方向照射的时间占总照射时间的份额。

4.4.4.5

工作负荷　workload

W

用以表示使用辐射源的工作量,用年(周)工作负荷表示。

4.4.4.6

散射　scattering

由于与别的粒子或粒子系碰撞而引起的入射粒子或入射辐射的方向或能量改变的过程。

4.4.4.7

散射辐射　scattered radiation

由于电离辐射与物质相互作用而发出的电离辐射,这种相互作用同时产生辐射能量减少和(或)辐射方向改变。

4.4.4.8

天空散射辐射　skyshine radiation

穿过辐射源屏蔽室顶的辐射与室顶上方空气作用产生的在辐射源屏蔽室外一定距离处地面附近人员驻留部位的散射辐射。

4.4.4.9

侧散射辐射　side-scattered radiation

辐射源射入屏蔽室顶的辐射与屋顶屏蔽物质作用所产生的并穿出屋顶的在辐射源至屏蔽室顶所张立体角区域外的散射辐射。侧散射辐射所关心的位置为辐射源屏蔽室外一定距离处人员驻留的建筑物中高于屏蔽室屋顶的楼层。

4.4.4.10

杂散辐射　stray radiation

除规定的辐射线束以外的,包括剩余辐射在内的所有的电离辐射。

4.4.4.11

泄漏辐射　leakage radiation

穿过辐射源防护屏蔽的,以及某些 X 射线放射装置在加载前和之后穿过辐射窗的电离辐射。

4.4.4.12

屏蔽透射因子　shielding transmission factor

屏蔽效果的一种度量,在辐射源与某位置之间有屏蔽体和没有屏蔽体时,该位置的辐射水平的比值。

4.4.4.13

主次剂量监测组合　primary/secondary dose monitoring combination

一种双道剂量监测系统的组合。其中,一道作为主剂量监测系统,另一道作为次剂量监测系统。

4.4.4.14

冗余剂量监测组合　redundant dose monitoring combination

一种双道剂量监测系统的组合,达到剂量监测预选值时,两道剂量监测系统都能终止照射。

4.4.4.15

剂量限值　dose limit

受控实践使个人所受到的有效剂量或当量剂量不得超过的值。

4.4.4.16

年摄入量限值　annual limit on intake;ALI

参考人在一年时间内经吸入、食入或通过皮肤所摄入的某种给定放射性核素的量,其所产生的待积剂量等于相应的剂量限值。ALI用活度的单位表示。

4.4.4.17

剂量约束 dose constraint

对源可能造成的个人剂量预先确定的一种限制,它是源相关的,被用作对所考虑的源进行防护和安全最优化时的约束条件。

4.4.4.18

行动水平 action level

在持续照射或应急照射情况下,应考虑采取补救行动或防护行动的剂量率水平或活度浓度水平。

4.4.4.19

辐射源项分析 radiation source term analysis

根据放射治疗装置的说明书、操作规程等资料,重点核实辐射源产生的射线种类、射线能量、辐射强度等内容,分析建设单位放射治疗装置使用过程,明确治疗过程中与辐射安全有关的环节。

4.4.4.20

控制区 controlled area

在辐射工作场所划分的一种区域,在这种区域内要求或可能要求采取专门的防护手段和安全措施。以便在正常工作条件下控制正常照射或防止污染扩展或防止潜在照射或限制其程度。

4.4.4.21

监督区 supervised area

未被确定为控制区、通常不需要采取专门防护手段和安全措施,但要不断检查其职业照射条件的任何区域。

4.4.4.22

纵深防御 defense in depth

针对给定的安全目标运用多种防护措施,使得即使其中一种防护措施失效,仍能达到该安全目标。

4.4.4.23

屏蔽 shielding

用能减弱辐射的材料来降低某一区域辐射水平的一种方法。

4.4.4.24

清洁解控水平 clearance level

审管部门规定的、以活度浓度和(或)总活度表示的值,辐射源的活度浓度和(或)总活度等于或低于该值时,可以不再受审管部门的审管。

4.4.4.25

豁免 exemption

实践和实践中的源经确认符合规定的豁免要求或水平并经审管部门同意后被本标准的要求所豁免。

4.4.4.26

职业照射 occupational exposure

除国家有关法规和标准所排除的照射以及根据国家有关法规和标准予以豁免的实践或源所产生的照射以外,工作人员在其工作过程中所受的所有照射。

4.4.4.27

公众照射 public exposure

公众成员所受的辐射源的照射,包括获准的源和实践所产生的照射和在干预情况下受到的照射,但不包括职业照射、医疗照射和当地正常天然本底辐射的照射。

4.4.4.28

医疗照射 medical exposure

患者(包括不一定患病的受检者)因自身医学诊断或治疗所受的照射、知情但自愿帮助和安慰患者的人员(不包括施行诊断或治疗的执业医师和医技人员)所受的照射,以及生物医学研究计划中的志愿者所受的照射。

4.4.4.29

潜在照射 potential exposure

预期不会受到但可能会因源的事故或某种偶然性质的事件或事件序列(包括设备故障和操作错误)所引起的照射。

4.4.4.30

指导水平 guidance level

定量的一个水平,高于该水平时应考虑采取适当的行动。某些情况下,在指定量实际上低于其指导水平时,亦可能需要考虑采取某些行动。

4.4.4.31

医疗照射指导水平 guidance level for medical exposure

医疗业务部门选定并取得审管部门认可的剂量、剂量率或活度值,用以表明一种参考水平,高于该水平时则应由执业医师进行评价,以决定在考虑了特定情况并运用了可靠的临床判断后是否有必要超过此水平。

4.4.4.32

危险 risk

一个用于表示与实在照射或潜在照射有关的危害、损害的可能性或伤害后果等的多属性量。它与诸如特定有害后果可能发生的概率及此类后果的大小和特性等量有关。

4.4.4.33

应急计划 emergency plan

为应付应急照射情况所制定并实施的一种经审批的文件或一组程序。

4.5 学校卫生

4.5.1 学校建筑和设备卫生

4.5.1.1

照度 illuminance

表示物体单位面积上所得到的光通量大小的物理量,单位为勒克斯(lx)。

4.5.1.2

亮度 luminance

表示发光面发光强弱的物理量,单位为坎德拉每平方米(cd/m²)。

4.5.1.3

反射比 reflectance

ρ

某物体表面上反射的光通量与入射该物体表面上的光通量之比。

4.5.1.4

采光系数 daylight factor

在室内给定平面上的某一点的采光系数为该点的照度与同一时间的室外无遮拦水平面上产生的天空漫射光照度之比,以%表示。

4.5.1.5

窗地面积比 ratio of glazing to floor area

窗洞口面积与室内地面面积之比。

4.5.1.6

采光均匀度 uniformity ratio of daylighting

假定工作面上的采光系数的最低值与平均值之比。

4.5.1.7

照度均匀度 uniformity ratio of illuminance

在规定表面上的最小照度与平均照度之比。

4.5.1.8

维护系数 maintenance factor

照明装置在使用一定周期后,在规定表面上的平均照度或平均亮度与该装置在相同条件下新装时在规定表面上所得到的平均照度或平均亮度之比。

4.5.1.9

照明功率密度 lighting power density;LPD

单位面积上照明实际消耗的功率(包括光源、镇流器或变压器等),单位为瓦每平方米(W/m²)。

4.5.1.10

维持平均照度 maintained average illuminance

规定表面上的平均照度不得低于此数值。它是在照明装置必须进行维护的时刻,在规定表面上的平均照度。

4.5.1.11

显色指数 colour rendering index

在具有合理允差的色适应状态下,被测光源照明物体的心理物理色与参比光源照明同一色样的心理物理色符合程度的度量。

4.5.1.12

眩光 glare

由于视野中的亮度分布或亮度范围不适宜,或存在极端的对比,以至引起不舒适感觉或降低观察细部或目标的能力的视觉现象。

4.5.1.13

直接眩光　direct glare

在视野中,特别是在靠近视线方向存在的发光体所产生的眩光。

4.5.1.14

反射眩光　glare by reflection

由视野中的反射引起的眩光,特别是在靠近视线方向看见反射像所产生的眩光。

4.5.1.15

统一眩光值　unified glare rating;UGR

度量处于视觉环境中的照明装置发出的光对人眼睛引起不舒适感主观反应的心理参量,其值可按 CIE 统一眩光值公式计算。

4.5.1.16

集中采暖　central heating

由统一的热源经管道把热(如热水、热蒸气)送到采暖场所的采暖方式。

4.5.1.17

水平温差　horizontal temperature difference

教室四角处气温与中部气温的水平温差。

4.5.1.18

垂直温差　vertical temperature difference

学生足部气温与头部气温的垂直温差。

4.5.1.19

通风换气　ventilation

利用室内外空气的热压、风压作用使空气流动,排出室内污浊空气、输入室外新鲜空气,达到改善空气质量的目的。

4.5.1.20

自然换气　nature ventilation

利用室内门窗及其缝隙、通风管道等直接导入室外空气,置换室内污染空气。

4.5.1.21

人工换气　artificial ventilation

采用排风扇、轴流风机等设备进行强制性对流通风,所需设备应按所在地自然环境和经济条件来配置。

4.5.1.22

必要换气量　necessary ventilation volume

Q

必要换气量按式(17)计算。

$$Q = M/(K - K_0) \quad \cdots\cdots\cdots\cdots\cdots\cdots\cdots (17)$$

式中:

Q ——必要换气量,单位为立方米每小时人[$m^3/(h \cdot 人)$];

M ——二氧化碳呼出量,单位为升每小时人[$L/(h \cdot 人)$];

K ——教室内空气中二氧化碳最高容许浓度；

K_0 ——室外空气中二氧化碳浓度。

4.5.1.23

学校可比总用地 comparable floor area for school

校园中除环形跑道外的用地，与学生总人数成比例增减。

4.5.1.24

学校可比容积率 comparable floor area ratio for school

校园中各类建筑地上总建筑面积与学校可比总用地面积的比值。

4.5.1.25

有效视距离 acceptable range for TV-watching

进行电视教学时，观看者能获得连续清晰图像的最大观看距离范围。

4.5.1.26

最佳视距范围 ideal range for TV-watching

在有效视距范围内，观看者较长时间看电视，视疲劳发生相对较少的观看距离范围。

4.5.1.27

转暗设施 dimmer facility

进行电视教学时遮挡天然光射入教室内的设施。

4.5.1.28

基体材料 base material

可以在其上形成或附着涂层的材料。

4.5.1.29

涂层 coating

在铅笔的基体材料上形成或附着的所有材料层，包括油漆、清漆、生漆、油墨、聚合物或其他类似性质的物质，可用锋利的刀刃移取。

4.5.1.30

可溶性元素含量 soluble elements content

相当于人体胃酸酸度的溶液所提取的铅笔涂层中的锑、砷、钡、镉、铬、铅、汞、硒八种元素含量。

4.5.1.31

最大限量 maximum limit

根据铅笔涂层中锑、砷、钡、镉、铬、铅、汞、硒等元素的生物利用率，将目前可接受的各种铅笔涂层平均每天的摄入量与上述各元素的生物利用率数值结合起来而得到铅笔涂层中各种有害元素的上限，以减少儿童与铅笔涂层中有害元素接触的最大可接受限。

4.5.1.32

纸白度 paper white degree

白色的纸表面对蓝光的反射率。

4.5.1.33

透印 print through

印在纸张上的图文由背面可见。

4.5.1.34

重影　ghosting

在印刷品同一色网点、线条或文字出现双重轮廓。

4.5.2　教学过程卫生

4.5.2.1

一日学习时间　daily learning time

学生在一天中上课、自习和家庭作业时间,不含课间休息及课外文娱体育活动的时间。

4.5.2.2

课中活动　physical activity of during class

在教室内上课中进行的短时肢体活动。

4.5.2.3

学习时间调剂　adjustment of learning time

为照顾小学一年级学生的生理特点和适应新的学习生活环境,对每节课时间予以调节。

4.5.2.4

靶心率　target heart rate;THR

达到最大运动强度时的心率称为最大心率(HR_{max}),通常达到最大功能的 $60\%\sim70\%$ 时的心率称为靶心率。

4.5.2.5

课外体育活动　extracurricular sports activities

学生在课余时间进行体育锻炼,或从事具有一定运动负荷的体育活动和集体游戏。

4.5.3　儿童青少年常见病防治

4.5.3.1

脊柱弯曲异常　vertebral column defects

因脊柱弯曲明显超出正常生理弯曲而导致的异常体征,可分为习惯性(姿势性)和固定性(器质性)两类。

4.5.3.2

贫血　anaemia

外周血中单位容积内血红蛋白浓度、红细胞计数及(或)红细胞压积低于相同年龄、性别和地区的正常标准。血红蛋白浓度是筛检贫血最简单最有意义的指标。

4.5.3.3

血红蛋白　hemoglobin

人体血液中一类红色含铁的携氧蛋白质,包括脱氧血红蛋白、氧合血红蛋白、硫化血红蛋白、碳氧血红蛋白和高铁血红蛋白。

4.5.3.4

血红蛋白浓度正常值下限　low limit of normal concentration of hemoglobin

血红蛋白浓度正常值是一个范围值。通常将健康及营养状况良好人群血红蛋白浓度的第三或第五百分数作为血红蛋白正常值下限。

4.5.3.5

边缘性贫血 marginal anemia

血红蛋白低于正常但幅度不到 10 g/L,无症状、易被忽视的轻度贫血。

4.5.3.6

视力不良 low vision

采用远视力表(对数视力表)站在 5 m 远处检查时,裸眼视力低于 5.0。视力不良包括远视、近视和其他眼病(如散光和其他屈光不正、弱视等)。

4.5.3.7

近视 myopia

眼睛辨认远方(5 m 以上)目标的视觉能力低于正常,远处来的平行光线经过眼的屈光系统,只能在视网膜前聚焦成像,故看不清远处的物体形象。

4.5.3.8

弱视 amblyopia

眼部无明显器质性病变,以功能性因素为主,引起远视力≤0.9(小数视力表)且(经睫状肌麻痹检影后)视力不能被矫正的个体。多发生于视觉发育未成熟的幼儿,是一种严重损害儿童视力的常见病。

4.5.3.9

屈光不正 ametropia

平行光线进入不用调节的眼球以后,不能成焦点在视网膜上的一类眼病,包括近视眼、远视眼、散光眼。

4.5.3.10

矫治 correction

用眼镜改正各种屈光不正来治疗各种近视眼、远视眼、散光眼和弱视。

4.5.3.11

沙眼 trachoma

一种慢性传染性眼病,病原体是沙眼衣原体,其大小介于立克次体和病毒之间。

4.5.3.12

龋齿 dental caries

牙齿在身体内外因素的作用下,硬组织脱矿,有机质溶解,牙组织进行性破坏,导致牙齿缺损的儿童少年常见病。

4.5.3.13

龋均 decayed,missing and filledtooth;DMFT

受检查人群中每人口腔中平均龋、失、补牙数,反映了受检查人群龋病的严重程度。计算见式(18)。

$$龋均 = \frac{龋、失、补牙数之和}{受检人数} \quad\cdots\cdots\cdots\cdots\cdots\cdots(18)$$

4.5.3.14

牙周病 periodontal diseases

发生在牙周组织(包括牙龈、牙周膜、牙槽骨、牙骨质)的疾病,是口腔主要疾病之一,包括牙龈病和牙周炎两大类。

4.5.3.15

蛔虫感染　roundworm infection

人蛔虫(似蚓蛔线虫)引起的一类肠道寄生虫病,是儿童期最多见的肠道寄生虫病。

4.5.3.16

感染度　infectious degree

每克粪便中所含的蛔虫卵数,反映蛔虫感染的严重程度。

4.5.3.17

体重指数　body weight index;BMI

体质指数

一种计算身高和体重的指数,计算方法是体重(kg)和身高(m)的平方的比值。

4.5.3.18

超重和肥胖　overweight and obesity

由于体内脂肪的体积和(或)脂肪细胞数量的增加导致的体重增加,或体脂占体重的百分比异常增高,并在某些局部过多沉积脂肪,通常用 BMI 进行判定;脂肪在腹部蓄积过多称为中心型肥胖(central obesity),通常用腰围进行判定。

4.5.3.19

营养不良　protein-energy malnutrition;PEM

专指热量-蛋白质营养不良,是全球(尤其是发展中国家)面临的、由饥饿和膳食不足导致的儿童生存和健康重大问题,有生长迟缓和消瘦两种主要表现。

4.5.3.20

生长迟缓　stunting

以身高不足为主要表现,属长期性营养不良。

4.5.3.21

消瘦　wasting

BMI 低于标准下限,属于现时性营养不良。

4.5.3.22

黑棘皮症　acanthosis nigricans;AN

肥胖或高胰岛素血症最常见的改变,因角质细胞增殖引起,造成皮赘、皮肤粗糙,过度角化而变黑,组织学上常出现乳头状瘤病变。最常发生于颈后、腋窝、肘窝、腹股沟等处,严重者可见于全身皮肤。

4.5.3.23

非酒精性脂肪肝　non-alcoholic steatohepatitis;NASH

因大量脂肪逐渐进入肥胖儿童肝脏,在肝组织内堆积而形成脂肪肝。

4.5.4　生长发育测量

4.5.4.1

身高　body height

站立位足底到头部最高点的垂直距离。

4.5.4.2

坐高　sitting height

坐位时头顶点至椅面的垂直距离,反映躯干生长状况;与身高结合,可以反映下肢与躯干的比例关系。

4.5.4.3

体重　body weight

人体总重量(裸重)。

4.5.4.4

头围　bead circumference

右侧齐眉弓上缘经过枕骨粗隆最高点水平位置头部周长。

4.5.4.5

胸围　chest circumference

胸廓的围长,反映胸腔容积、胸背肌发育和呼吸器官发育程度。

4.5.4.6

腰围　waist circumference

腋中线肋弓下缘和髂嵴连线中点的水平位置处体围周长;12 岁以下儿童以脐上 2 cm 为测量平面。

4.5.4.7

臀围　hip circumference

经臀峰点水平位置处体围周长。

4.5.4.8

皮褶厚度　skinfold thickness

皮肤和皮下组织的厚度。

4.5.4.9

心率　cardiac rate

安静状态下每分钟心脏搏动次数,是反映循环功能的重要指标。

4.5.4.10

脉率　pulse rate

单位时间内测得脉搏次数(次/min),是反映心血管功能的重要指标;因年龄、性别、健康状况、锻炼水平而不同,个体间有很大差异。

4.5.4.11

肺活量　vital capacity

一次尽力深吸气后能呼出的最大气量(mL),反映肺容量及呼吸肌力量。

4.5.4.12

动脉血压　arterial blood pressure

因心脏收缩,血液流经血管而对管壁产生的压力。心动周期中,血压随心室收缩、舒张而发生规律性变化,以收缩压、舒张压、脉压反映。

4.5.4.13

呼吸频率 respiratory frequency

安静状态下每分钟呼吸次数,因年龄、性别、肺潮气量不同而异,是反映肺生理功能的基本指标之一。

4.5.5 儿童青少年营养

4.5.5.1

营养 nutrition

人类生存的物质基础,是通过摄取、消化吸收、利用食物营养物质以满足自身需要的生物学过程。

4.5.5.2

学生营养餐 nutrition meal for students

以保证学生生长发育和健康为目的,生产单位根据平衡膳食的要求,在严格卫生消毒条件下向学生提供安全卫生,符合营养标准的色、香、味俱全的配餐。

4.5.5.3

学校营养午餐 school nutritional lunch

根据不同年龄的营养素需要量,通过营养师指导,由学校组织、提供营养全面、均衡的午餐。

4.5.5.4

合理膳食制度 rational dietary system

根据食用者生理特点和生活需要,将每日食物以科学方式定时、定质、定量加以分配的制度,是儿童青少年生活作息制度的重要内容。

4.5.5.5

营养干预 nutrition intervene

针对严重危害公共健康的膳食相关慢性疾病,在科学研究基础上制定有效措施来控制其危险因素,达到提高公众营养水平,增进健康的目的。

4.5.5.6

学校营养干预 school nutrition intervene

针对在校学生开展的营养教育和干预措施。

4.5.5.7

儿童强化食品 fortified child food

为增加营养而加入天然或人工合成强化剂所配制的儿童食品。

4.6 传染病与消毒

4.6.1 传染病

4.6.1.1

传染病 communicable diseases

由病原体感染人体后产生的有传染性的疾病。病原体包括病原微生物(细菌、病毒、真菌、螺旋体、支原体、衣原体、立克次体等)和寄生虫两大类,习惯上将病原微生物引起的疾病称为传染病,而由寄生虫引起者称为寄生虫病,该类疾病可在人与人、动物与人、动物与动物之间相互传染。

4.6.1.2

感染性疾病　infectious diseases

由病原微生物和寄生虫感染人体后引起的疾病,包括传染病和不具备传染性的疾病。

4.6.1.3

新发传染病　emerging infectious diseases and reemerging infectious diseases

由新型病原微生物引发的传染病或重新发生的古老传染病。

4.6.1.4

散发　sporadic

某病的病例在人群中散在发生,零星出现,数量不多,其强度相当于该地区历年来的一般水平;从分布特征看,病例之间没有明显的时、空联系或相互传播关系。

4.6.1.5

流行　epidemic

某地区某病的发病率显著超过历年的一般发病水平。相对于散发,流行出现时各病例之间呈现显著的时、空联系特征;疾病的发病强度也显著高于当地的散发发病率水平。

4.6.1.6

暴发　outbreak

在一个局部地区或集体单位中,短时间内,特别是在疾病的潜伏期内突然发生大量具有相同症状与体征病人的现象。

4.6.1.7

传染源　source of infection

体内有病原体生长、繁殖并能排出病原体的人和动物。

4.6.1.8

传播途径　transmission route

病原体传播机制的具体实现路径。

4.6.1.9

易感人群　herd susceptibility

有可能发生传染病或感染的人群。

4.6.1.10

潜伏期　incubation period

病原体侵入机体到最早临床症状出现的这一段期间。

4.6.1.11

临床症状期　clinical stage

出现该病症状和体征的时期。

4.6.1.12

恢复期　convalescence

主要临床症状消失,机体逐渐恢复到正常状态的时期。

4.6.1.13

疫源地　epidemic focus

传染源及其排出的病原体向周围传播所能波及的区域，即可能发生新病例或新感染的地区范围。

4.6.1.14

发病率　incidence rate

表示一定时期内（一般为 1 年），特定人群中某病新病例发生的频率。

4.6.1.15

罹患率　attack rate

是发病率的特殊应用形式，通常用于较小范围人群短期波动期间疾病发生频率的测量。可以月、旬、周、日为时间单位，也可以是疾病的一个流行期，使用较灵活。

4.6.1.16

患病率　prevalence rate

现患率

流行率

某一特定时刻人群中某病的现患病例占总人口的比重或百分比。

4.6.1.17

感染率　infection rata

某个时间段内某病现有感染者的数量在所检查的总人群中所占的比例。

4.6.1.18

死亡率　death rate

表示某人群在一定期间内某病的死亡率。

4.6.1.19

病死率　fatality rata

表示一定时期内（一般为一年）某病患者因该病死亡的危险性（比值）。

4.6.1.20

疾病监测　surveillance of disease

长期、连续和系统地收集疾病的动态分布及其影响因素的资料，经过分析将信息及时上报和反馈，以便及时采取干预措施并评价其效果。

4.6.1.21

被动监测　passive surveillance

下级单位按照常规向上级单位报告监测数据和资料，而上级单位被动接受。各国常规法定管理传染病报告属于被动监测范畴。

4.6.1.22

主动监测　active surveillance

根据特殊需要，上级单位进行专项调查或要求下级单位严格按照规定调查收集资料，我国疾控机构开展的传染病漏报调查等属于主动监测范畴。

4.6.1.23

哨点监测　sentinel surveillance

对能灵敏反映总人群某种疾病流行状况的有代表性人群组作为哨点人群,用统一的内容和方法开展的监测。

4.6.1.24

个案调查　case study

从整体上对一个研究对象进行详细考察的方法。

4.6.1.25

实验室监测　laboratory-based surveillance

按照一定的规范收集和上报传染病实验室检测数据和资料,包括血清学、分子标志物、病原分离和鉴定结果等。

4.6.1.26

传染病标志物　infectious markers

血液中可检出的传染病病原体抗原、抗体及其他感染征象物的总称。

4.6.1.27

抗原　antigen

能刺激人体或动物体的免疫系统,发生一系列免疫反应,产生抗体或致敏淋巴细胞等免疫物质,并能与相应抗体或致敏淋巴细胞在体内、体外发生特异性的结合反应的物质。

4.6.1.28

抗体　antibody

机体在抗原物质刺激下所形成的一类具有与抗原发生特异性结合反应的球蛋白。存在于血液、淋巴液和组织液中。

4.6.1.29

血清学反应　serologic reactions

相应的抗原和抗体在体外进行的结合反应。由于抗体主要存在于血清中,在进行抗原抗体反应时,一般采用血清进行试验,故常称为血清学反应。体液免疫测定中,可用已知抗原检测未知抗体,以协助诊断某些疾病;反之,也可用已知抗体来检测未知抗原,用于鉴定病原微生物以及某些疾病的早期诊断。

4.6.1.30

病原学检验　aetiology examine

对传染病相关样本进行病原微生物分离培养,并利用传统微生物学、免疫学和分子生物学等方法对病原进行鉴定,获得导致传染病的病原体,以便对传染病做出准确诊断。

4.6.1.31

免疫学检测　immunology test

利用抗原抗体在体外的结合反应和传统血清学试验方法及现代标记技术,对传染病标志物进行检测,以便对传染病进行诊断或辅助诊断。

4.6.1.32

凝集反应　agglutination

将某些病原微生物或红细胞悬液等颗粒性抗原与相应抗体结合,在适量电解质存在下,经过一定时间,出现肉眼可见的凝集小块。包括玻片法、试管法直接凝集反应和间接凝集反应等。

4.6.1.33

沉淀反应　precipitation

可溶性抗原与相应抗体结合,在有适量电解质存在下,经过一定时间,形成肉眼可见的沉淀物。

4.6.1.34

免疫荧光法　immunofluorescence technic

一种抗原抗体结合反应与形态学相结合的方法,用荧光素标记抗体将标本染色后,在荧光显微镜下观察,可对标本中的相应抗原进行鉴定和定位。

4.6.1.35

确证试验　confirmatory test

对某一检验项目呈阳性或阴性反应的样品,采用更为特异、灵敏、准确和可靠的技术予以进一步确认的检测方法。

4.6.1.36

质控血清　quality control serum

在规定条件下保持检测目标物质量恒定、用于室内或室间质量控制的参比血清。

4.6.1.37

气溶胶　aerosols

悬浮于气体介质中的粒径一般为 $0.001~\mu m \sim 100~\mu m$ 的固态或液态微小粒子形成的相对稳定的分散体系。

4.6.1.38

生物因子　biological agents

微生物和生物活性物质。

4.6.1.39

个体防护装备　personal protective equipment；PPE

防止人员个体受到生物性、化学性或物理性等危险因子伤害的器材和用品。

4.6.2　医疗机构消毒效果

4.6.2.1

消毒　disinfection

杀灭或清除传播媒介上病原微生物,使其达到无害化的处理。

4.6.2.2

消毒剂　disinfectant

用于杀灭传播媒介上的微生物使其达到消毒或灭菌要求的制剂。

4.6.2.3

灭菌　sterilization

杀灭或清除传播媒介上一切微生物的处理。

4.6.2.4

灭菌剂　sterilant

可杀灭一切微生物(包括细菌芽孢)使其达到灭菌要求的制剂。

4.6.2.5

化学指示物 chemical indicator

利用某些化学物质暴露于消毒或灭菌程序后,发生某些化学变化和物理改变的特点,以指示一个或多个消毒或灭菌参数是否达到设定要求的制品。

4.6.2.6

生物指示物 biological indicator

染有一定量的特定微生物,用于指示消毒或灭菌效果的制品。

4.6.2.7

自然菌 natural bacteria

存在于某一试验对象上非人工污染的细菌。

4.6.2.8

高效消毒剂 high-efficacy disinfectant

能杀灭一切细菌繁殖体(包括分枝杆菌)、病毒、真菌及其孢子等,对细菌芽孢也有一定杀灭作用的消毒制剂。

4.6.2.9

中效消毒剂 intermediate-efficacy disinfectant

能杀灭分枝杆菌、真菌、病毒及细菌繁殖体等微生物的消毒制剂。

4.6.2.10

低效消毒剂 low-efficacy disinfectant

能杀灭细菌繁殖体和亲脂病毒的消毒制剂。

4.6.2.11

灭菌水平 sterilization level

杀灭一切微生物包括细菌芽孢,达到无菌保证水平。达到灭菌水平常用的方法包括热力灭菌、辐射灭菌等物理灭菌方法,以及采用环氧乙烷、过氧化氢、甲醛、戊二醛、过氧乙酸等化学灭菌剂在规定条件下,以合适的浓度和有效的作用时间进行灭菌的方法。

4.6.2.12

灭菌保证水平 sterility assurance level;SAL

灭菌处理后单位产品上存在活微生物的概率,通常表示为 10^{-n},医学灭菌一般设定 SAL 为 10^{-6},即经灭菌处理后在一百万件物品中最多只允许一件物品存在活微生物。

4.6.2.13

高水平消毒 high level disinfection

杀灭一切细菌繁殖体包括分枝杆菌、病毒、真菌及其孢子和绝大多数细菌芽孢。达到高水平消毒常用的方法包括采用含氯制剂、二氧化氯、邻苯二甲醛、过氧乙酸、过氧化氢、臭氧、碘酊等以及能达到灭菌效果的化学消毒剂在规定的条件下,以合适的浓度和有效的作用时间进行消毒的方法。

4.6.2.14

中水平消毒 middle level disinfection

杀灭除细菌芽孢以外的各种病原微生物包括分枝杆菌。达到中水平消毒常用的方法包括采用碘类消毒剂(碘伏、氯己定碘等)、醇类和氯己定的复方、醇类和季铵盐类化合物的复方、酚类等消毒剂,在规定条件下,以合适的浓度和有效的作用时间进行消毒的方法。

4.6.2.15

低水平消毒　low level disinfection

能杀灭细菌繁殖体(分枝杆菌除外)和亲脂病毒的化学消毒方法以及通风换气、冲洗等机械除菌法。如采用季铵盐类消毒剂(苯扎溴铵等)、双胍类消毒剂(氯己定)等,在规定的条件下,以合适的浓度和有效的作用时间进行消毒的方法。

4.6.3　消毒产品

4.6.3.1

消毒产品　disinfection product

纳入消毒产品分类目录,用于消毒的消毒剂和消毒器械(含生物指示物、化学指示物和灭菌包装物)以及卫生用品。

4.6.3.2

卫生用品　sanitary product

为了达到人体生理卫生或卫生保健目的,直接或间接与人体接触的日常生活用品。

4.6.3.3

存活时间　survival time;ST

测定生物指示物抗力时,受试样本经杀菌因子作用后,全部有菌生长的最长作用时间(min)。

4.6.3.4

杀灭时间　killing time;KT

测定生物指示物抗力时,受试样本经杀菌因子作用后,全部无菌生长的最短作用时间(min)。

4.6.3.5

D 值　D value

杀灭微生物数量达 90% 所需的时间(min)或辐照吸收剂量。

4.6.3.6

生物负载　bioburden

被测试的一个单位物品上承载活微生物的总数。

4.6.3.7

暴露时间　exposed time

作用时间

处理时间

消毒或灭菌物品受到消毒因子作用的时间。

4.6.3.8

灭菌过程验证装置　process challenge device;PCD

对灭菌过程有预定抗力的模拟装置,用于评价灭菌过程的有效性。其内部放置化学指示物时称化学 PCD,放置生物指示物时称生物 PCD。

4.6.3.9

载体　carrier

试验微生物的支持物。

4.6.3.10

中和剂　neutralizer

在微生物杀灭试验中,用以消除试验微生物与消毒剂的混悬液中和微生物表面上残留的消毒剂,使其失去对微生物抑制和杀灭作用的试剂。

4.6.3.11

中和产物　product of neutralization

中和剂与消毒剂作用后的产物。

4.6.3.12

杀灭对数值　killing log value

消毒前后微生物减少的对数值。

4.6.3.13

杀灭率　killing rate;KR

用百分率表示微生物数量减少的值。

4.6.3.14

无菌检验　sterility testing

为明确灭菌后的物品中是否存在活微生物所进行的试验。

4.6.3.15

清洁条件　clean conditions

以 0.3% 牛血清白蛋白(BSA)为有机干扰条件进行微生物定量杀灭试验,以此作为确定对清洗的清洁对象进行消毒的剂量依据。

4.6.3.16

污染条件　dirty conditions

以 3% 牛血清白蛋白(BSA)为有机干扰条件进行微生物定量杀灭试验,以此作为确定对未清洗的污染对象进行消毒的剂量依据。

4.6.3.17

抗菌　antibacterial

采用化学或物理方法杀灭细菌或妨碍细菌生长繁殖及其活性的过程。

4.6.3.18

抑菌　bacteriostasis

采用化学或物理方法抑制或妨碍细菌生长繁殖及其活性的过程。

4.6.3.19

紫外线辐射照度　ultraviolet radiation luminallce

距紫外线杀菌灯管表面正中法线 1.000 m 处,灯管无反射罩测得的单位面积上以 253.7 nm 为主波长的紫外线辐射照度,单位为微瓦每平方厘米(μW/cm^2)。

4.6.3.20

紫外线杀菌灯有效寿命　effective difetime of ultraviolet germicidal lamp

由新灯的紫外线辐射照度降低到 $70~\mu W/cm^2$（功率≥30 W 的灯）或降低到额定值的 70%（功率＜30 W 的灯）时的点燃时间。

4.6.3.21

二氧化氯消毒剂 chlorine dioxide disinfectant

用亚氯酸钠或氯化钠为主要原料生产的制剂（商品态），通过物理化学反应操作能产生游离二氧化氯（应用态）为主要有效杀菌成分的一种消毒产品。

4.6.3.22

含碘消毒剂 disinfectants containing iodine

以碘为主要杀菌成分的消毒剂。

4.6.3.23

含溴消毒剂 disinfectant with bromine

溶于水后，能水解生成次溴酸，并发挥杀菌作用的一类消毒剂。

4.6.3.24

季铵盐类消毒剂 quaternary ammonium disinfectant

以季铵盐为主要化学成分的消毒剂，包括单一季铵盐组分的消毒剂、由多种季铵盐复合的消毒剂。

4.6.3.25

过氧化物类消毒剂 peroxide disinfectant

化学分子结构中含有二价基"－O－O－"的强氧化剂。最常见的为过氧乙酸与过氧化氢。

4.6.3.26

酚类消毒剂 phenol disinfectant

以酚类化合物为主要原料，添加表面活性剂、乙醇或异丙醇为增溶剂，以乙醇或异丙醇或者水作为溶剂、不添加其他杀菌成分的消毒剂。

4.6.3.27

含氯消毒剂 disinfectants containing chlorine

在水中能产生具有杀菌活性的次氯酸的一类化学消毒剂。

4.6.3.28

有效氯 available chlorine

与氯消毒剂氧化能力相当的氯量（非指消毒剂所含氯量），其含量用 mg/L 或％浓度表示。衡量含氯消毒剂氧化能力的标志。

4.6.3.29

有效碘 available iodine

与碘消毒剂氧化能力相当的碘量（非指消毒剂所含碘量），其含量用 mg/L 或％浓度表示。衡量含碘消毒剂氧化能力的标志。

4.6.3.30

有效溴 available bromine

与溴消毒剂氧化能力相当的溴量，其含量用 mg/L 或％浓度表示，是衡量含溴消毒剂氧化能力的标志。

4.6.3.31

氧化还原电位　oxidation reduction potential；ORP

在电解过程中，氧化物质和还原物质同处于离子状态时，在电极和溶液之间产生电位差时的电极电位。

4.6.3.32

酸性氧化电位水　acidic electrolyzed-oxidizing water；AEOW

将经过软化处理的自来水加入低浓度的氯化钠（溶液浓度小于0.1%），在有离子隔膜式电解槽中电解后，从阳极一侧生成的具有低浓度有效氯、高氧化还原电位的酸性水溶液。

4.7　实验动物及实验动物环境设施

4.7.1

实验动物实验设施　experiment facility for laboratory animal

以研究、试验、教学、生物制品和药品及相关产品生产、检定等为目的而进行实验动物试验的建筑物和设备的总和。

4.7.2

实验动物特殊实验设施　hazard experiment facility for laboratory animal

包括感染动物实验设施（动物生物安全实验室）和应用放射性物质或有害化学物质等进行动物实验的设施。

4.7.3

普通环境　conventional environment

符合实验动物居住的基本要求，控制人员和物品、动物出入，不能完全控制传染因子，适用于饲育普通级实验动物。

4.7.4

屏障环境　barrier environment

符合动物居住的要求，严格控制人员、物品和空气的进出，适用于饲育清洁级和/或无特定病原体（specific pathogen free，SPF）级实验动物。

4.7.5

隔离环境　isolation environment

采用无菌隔离装置以保持无菌状态或无外源污染物。隔离装置内的空气、饲料、水、垫料和设备应无菌，动物和物料的动态传递须经特殊的传递系统，该系统既能保证与环境的绝对隔离，又能满足转运动物时保持与内环境一致。适用于饲育无特定病原体级、悉生（gnotobiotic）及无菌（germ free）级实验动物。

4.7.6

洁净度　cleanliness

以单位体积空气某粒径粒子的数量来区分的洁净程度。

4.7.7

独立通风笼具　individually ventilated cage；IVC

一种以饲养盒为单位的实验动物饲养设备，空气经过高效过滤器处理后分别送入各独立饲养盒使饲养环境保持一定压力和洁净度，用以避免环境污染动物或动物污染环境。该设备用于饲养清洁、无特定病原体或感染动物。

4.7.8

隔离器　isolator

一种与外界隔离的实验动物饲养设备,空气经过高效过滤器后送入,物品经过无菌处理后方能进出饲养空间,该设备既能保证动物与外界隔离,又能满足动物所需要的特定环境。该设备用于饲养无特定病原体、悉生、无菌或感染动物。

4.7.9

层流架　laminar flow cabinet

一种饲养动物的架式多层设备,洁净空气以定向流的方式使饲养环境保持一定压力和洁净度,避免环境污染动物或动物污染环境。该设备用于饲养清洁、无特定病原体动物。

4.7.10

净化区　clean zone

实验动物设施内空气悬浮粒子(包括生物粒子)浓度受控的限定空间。它的建造和使用应减少空间内诱入、产生和滞留粒子。空间内的其他参数如温度、湿度、压力等需按要求进行控制。

4.7.11

静态　at-rest

实验动物设施已建成,空调净化系统和设备正常运行,工艺设备已经安装(运行或未运行),无工作人员和实验动物的状态。

4.7.12

实验动物　laboratory animal

经人工培育,对其携带的微生物和寄生虫实行控制,遗传背景明确或者来源清楚的,用于科学研究、教学、生产、检定以及其他科学实验的动物。

4.7.13

普通级动物　conventional（CV）animal

普通动物

不携带所规定的人兽共患病病原和动物烈性传染病病原的实验动物。

4.7.14

清洁级动物　clean（CL）animal

清洁动物

除普通级动物应排除的病原外,不携带对动物危害大的和对科学研究干扰大的病原的实验动物。

4.7.15

无特定病原体级动物　specific pathogen free（SPF）animal

无特定病原体动物或 SPF 动物

除清洁动物应排除的病原外,不携带主要潜在感染或条件致病和对科学实验干扰大的病原的实验动物。

4.7.16

无菌级动物　germ free（GF）animal

无菌动物

无可检出的一切生命体的实验动物。

4.7.17

近交系　inbred strain animals

在一个动物群体中任何个体基因组中99%以上的等位位点为纯合。

经典近交系经至少连续20代的全同胞兄妹交配或亲子交配培育而成,品系内所有个体都可追溯到第20代或以后代数的一对共同祖先。

经连续20代以上亲子交配与全同胞兄妹交配有等同效果。近交系的近交系数应大于99%。

4.7.18

亚系　substrain

一个近交系内各个分支的动物之间,因遗传分化而产生差异,成为近交系的亚系。

4.7.19

封闭群　closed colony

远交系

以非近亲交配方式进行繁殖生产的一个实验动物种群,在不从外部引入新个体的条件下,至少连续繁殖4代以上的种群。

4.7.20

杂交群　hybrids

由两个不同近交系杂交产生的后代群体。子一代简称F1。

4.7.21

遗传修饰动物　genetic modified animals

经人工诱发突变或特定类型基因组改造建立的动物。包括转基因动物、基因定位突变动物、诱变动物等。

4.7.22

人类疾病动物模型　animal model of human disease

在生物医学科学研究中所建立的具有人类疾病模拟性表现的动物实验对象和材料。

4.7.23

配合饲料　formula feeds

根据饲养动物的营养需要,将多种饲料原料按饲料配方经工业化生产的均匀混合物。

4.7.24

生长、繁殖饲料　growth and reproduction diets

适用于生长、妊娠和哺乳期动物的饲料。

4.7.25

维持饲料　maintenance diets

适用于生长、繁殖阶段以外或成年动物的饲料。

4.7.26

哨兵动物 sentinel animal

为查明某一特定环境中某传染因子的存在状况,有意识的在该环境中暴露的易感动物。

4.7.27

动物福利 animal welfare

人类保障实验动物健康和快乐生存权利的理念及其所提供的相应的外部条件的综合。国际公认的动物福利有5项基本权利,包括:不受饥渴的权利、享受生活舒适的权利、享受不受痛苦伤害和疾病的权力、享受表达天性的权利、享受生活无恐惧和悲伤感的权利。

4.7.28

安死术 euthanasia

用公众认可的、以人道的方法处死动物的技术。使动物在没有惊恐和痛苦的状态下安静地、无痛苦地死亡。

4.7.29

仁慈终点 humane endpoint

动物实验过程中,选择动物表现疼痛和压抑的较早阶段为实验的终点。

4.7.30

应激 stress

个体面临或察觉到环境变化(应激源)对机体有威胁或挑战时做出的适应性或应对性反映的过程。

索 引

中 文 索 引

A

B

D

H

K

P

136

英 文 索 引

A

C

D

E

F

I

M

N

165

O

P